がんに負けない
和田屋のごはん

基本の下ごしらえ

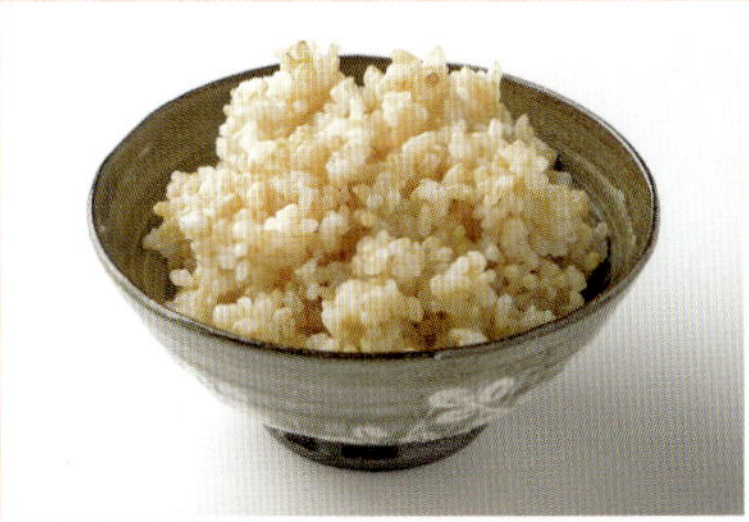

玄米ごはん

→158ページ

白米に比べ、血糖値の上昇が緩やかに。ビタミンやミネラルなどの健康成分もたっぷり。

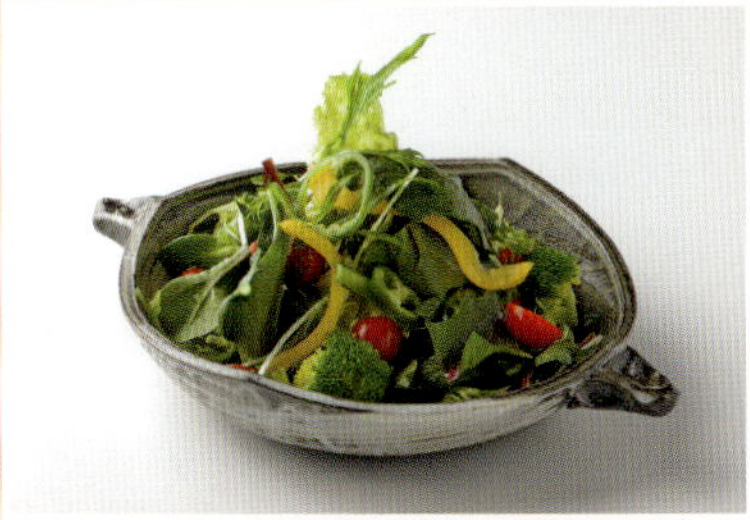

野菜サラダ

→160ページ

旬のものを選べば、栄養価も高くなります。

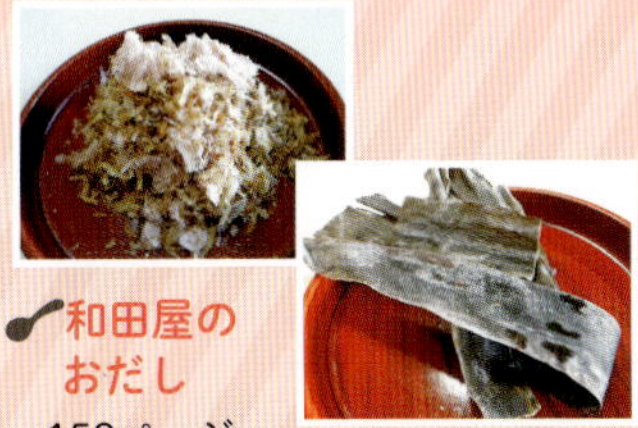

和田屋のおだし

→159ページ

旨味の基本。毎日の食事に取り入れることで減塩にも。

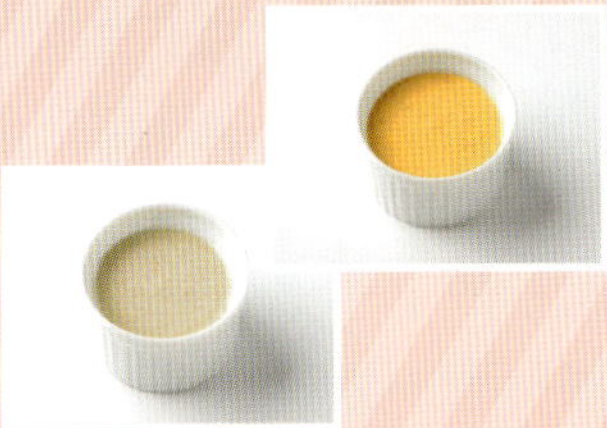

ドレッシング

→161ページ

良質の油を使って、サラダのお供に。

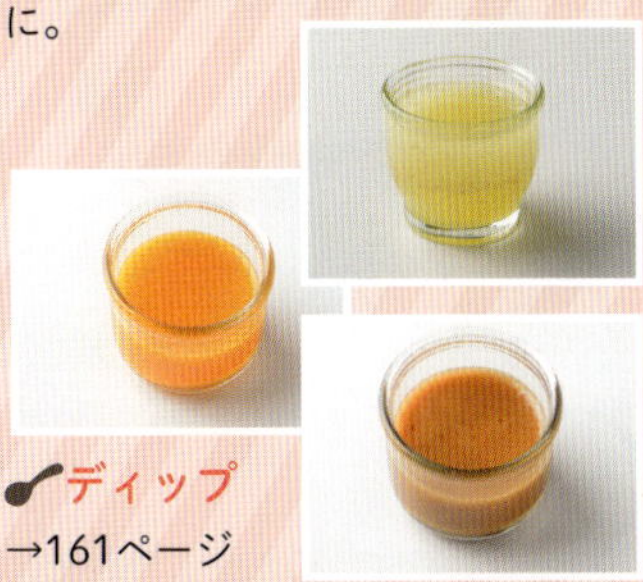

ディップ

→161ページ

野菜スティックなどにつけるとおいしいです。

基本の下ごしらえ

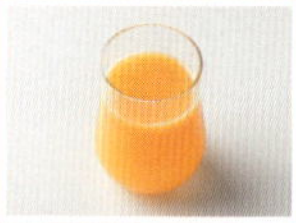
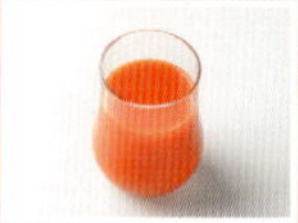
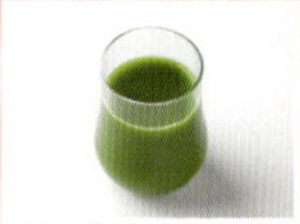

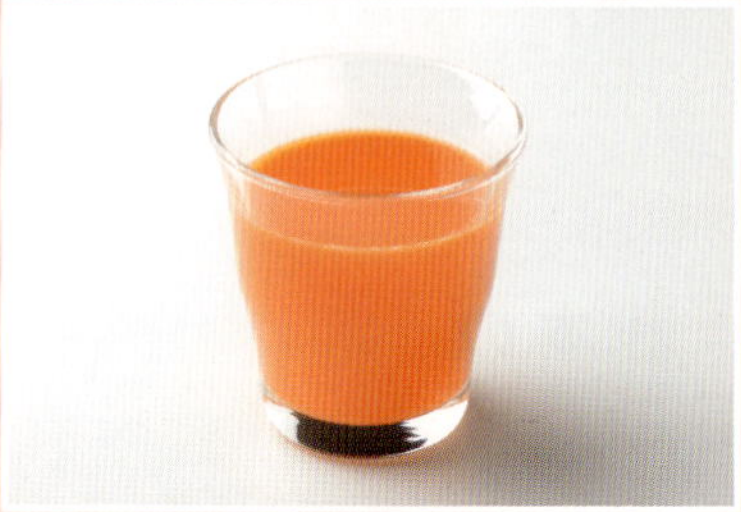

野菜ジュース
→160ページ
野菜不足を補うのに最適。一日分まとめて作って保存しておくと便利。

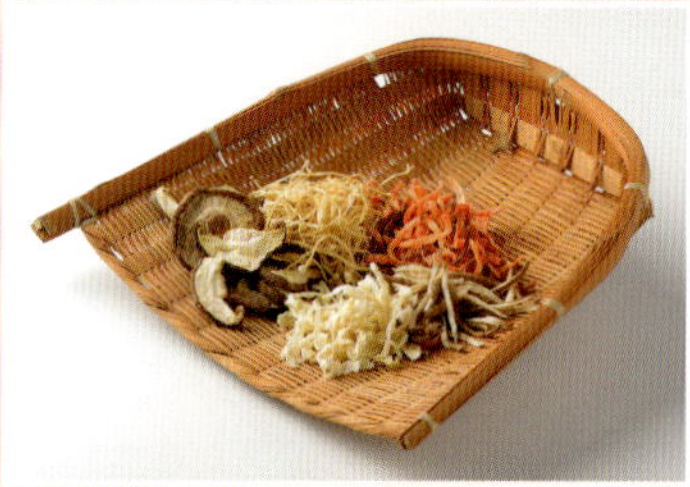

干し野菜
→163ページ
野菜を干せば、有効成分や旨味成分が凝縮されます。

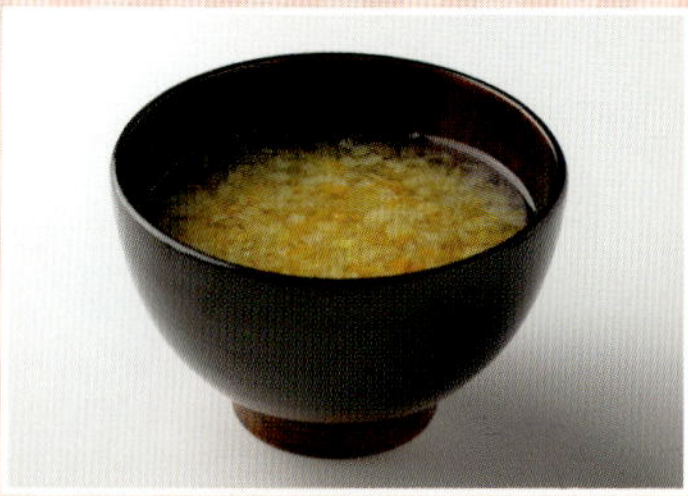

野菜スープ
→162ページ
野菜を摂取するだけでなく、体を温める効果も。

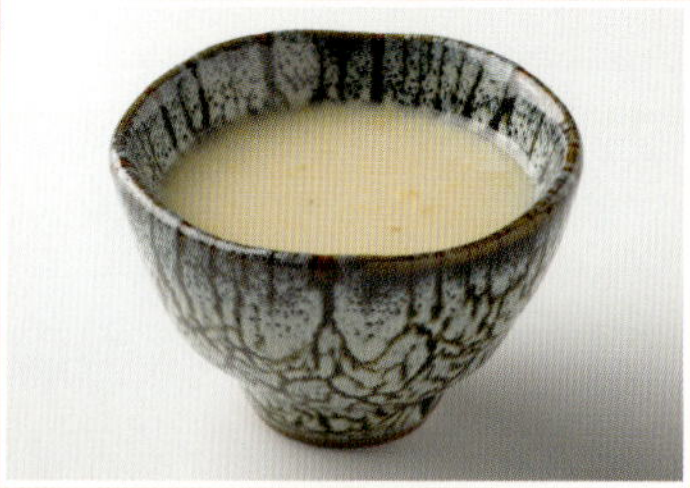

和田屋の甘酒
→165ページ
和田屋の甘酒は、玄米を玄米麹で発酵させたもの。腸内フローラを整える働きがあります。

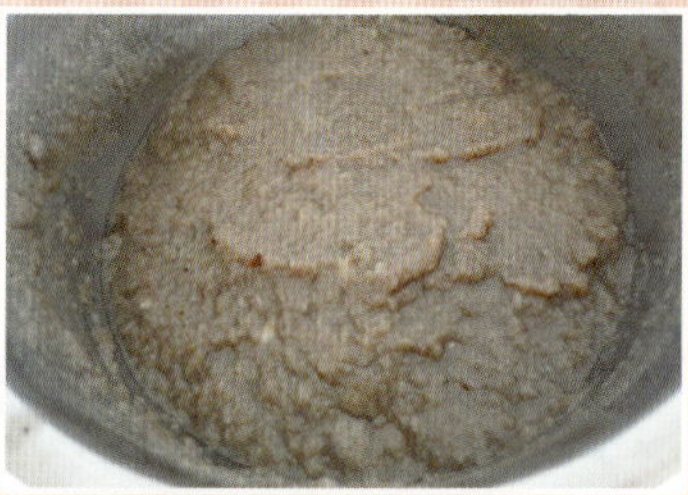

きのこペースト
→164ページ
栄養たっぷりのきのこをペーストにすれば、いろいろな料理に使えます。

再発を防ぐ治療食

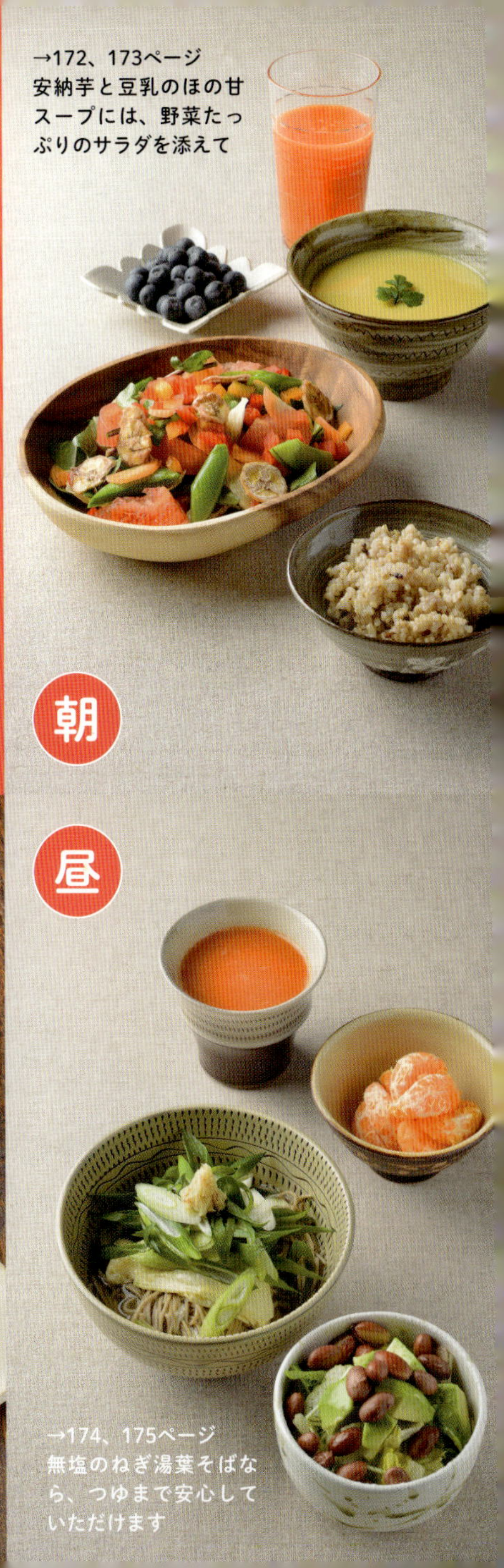

朝

→172、173ページ
安納芋と豆乳のほの甘スープには、野菜たっぷりのサラダを添えて

昼

→174、175ページ
無塩のねぎ湯葉そばなら、つゆまで安心していただけます

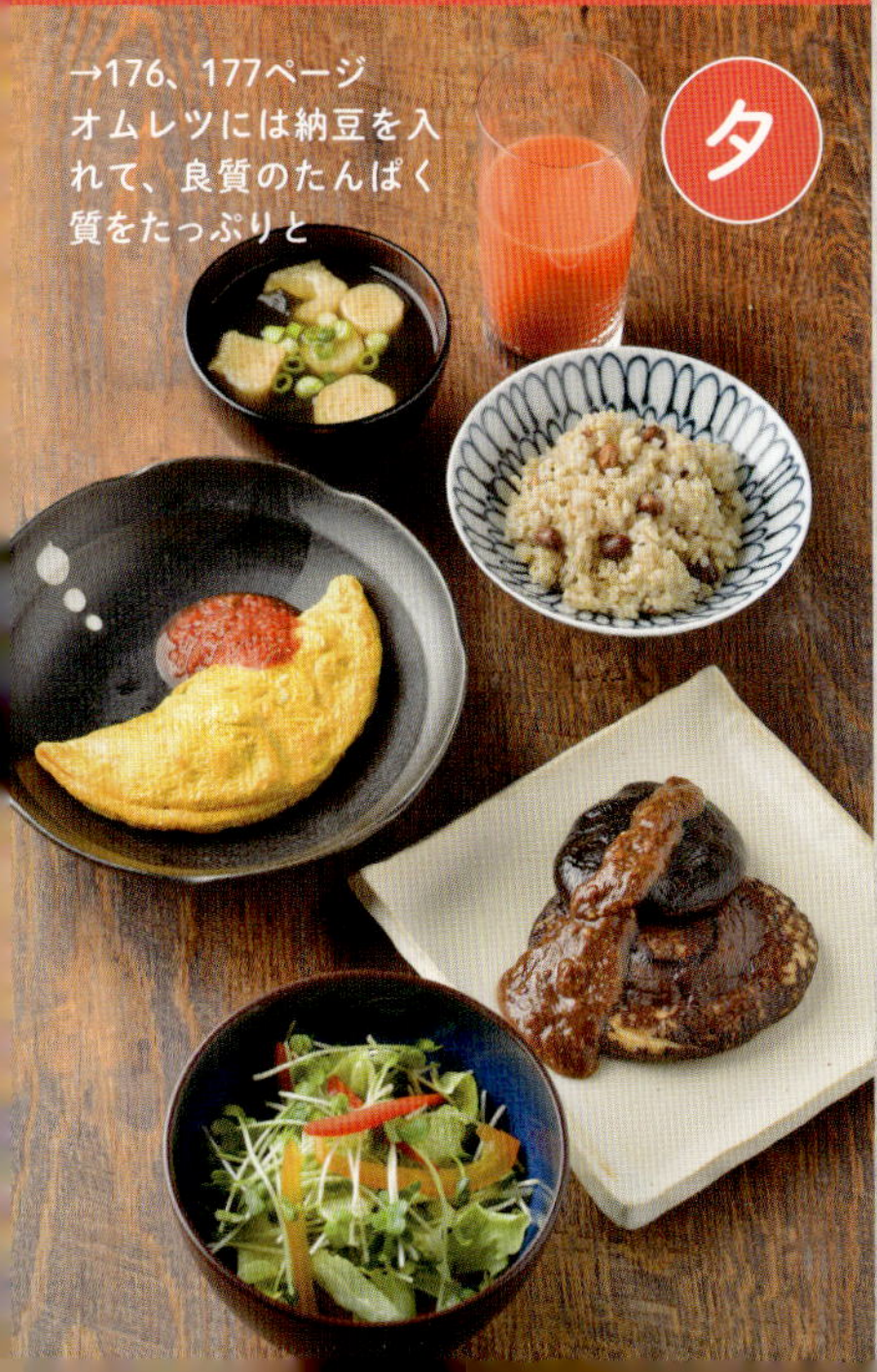

夕

→176、177ページ
オムレツには納豆を入れて、良質のたんぱく質をたっぷりと

再発を防ぐ治療食バリエーション

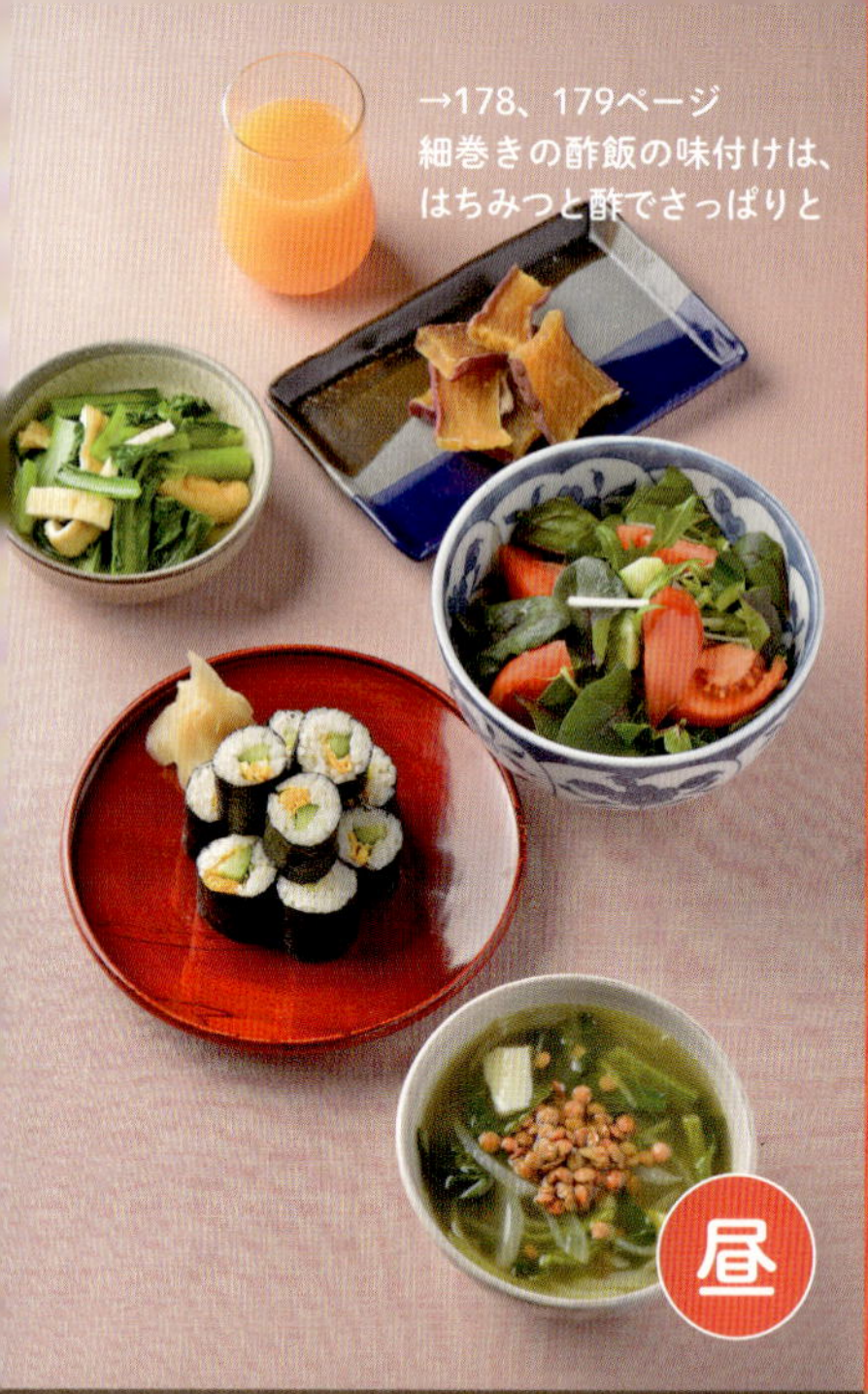

→178、179ページ
細巻きの酢飯の味付けは、はちみつと酢でさっぱりと

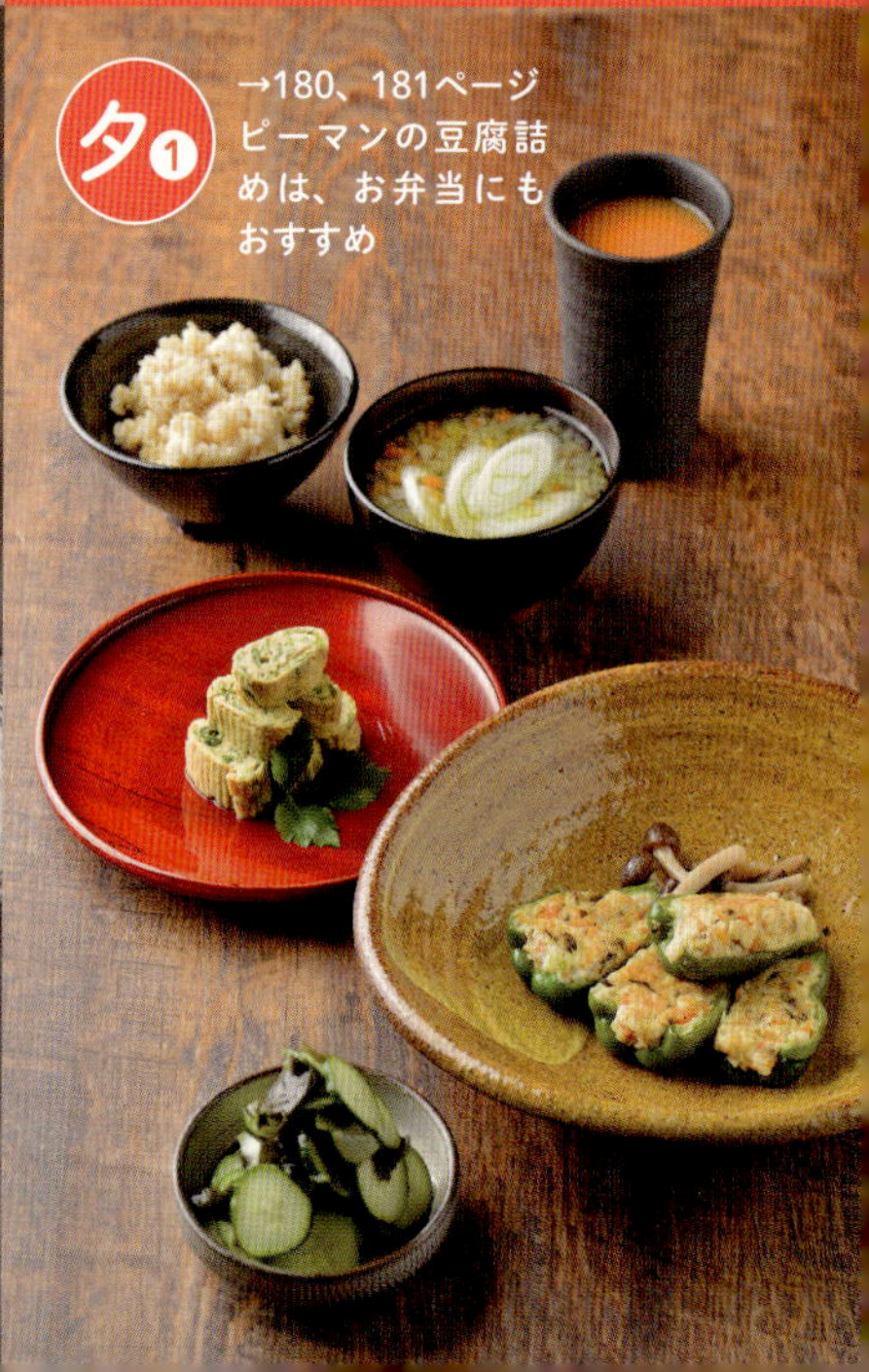

→180、181ページ
ピーマンの豆腐詰めは、お弁当にもおすすめ

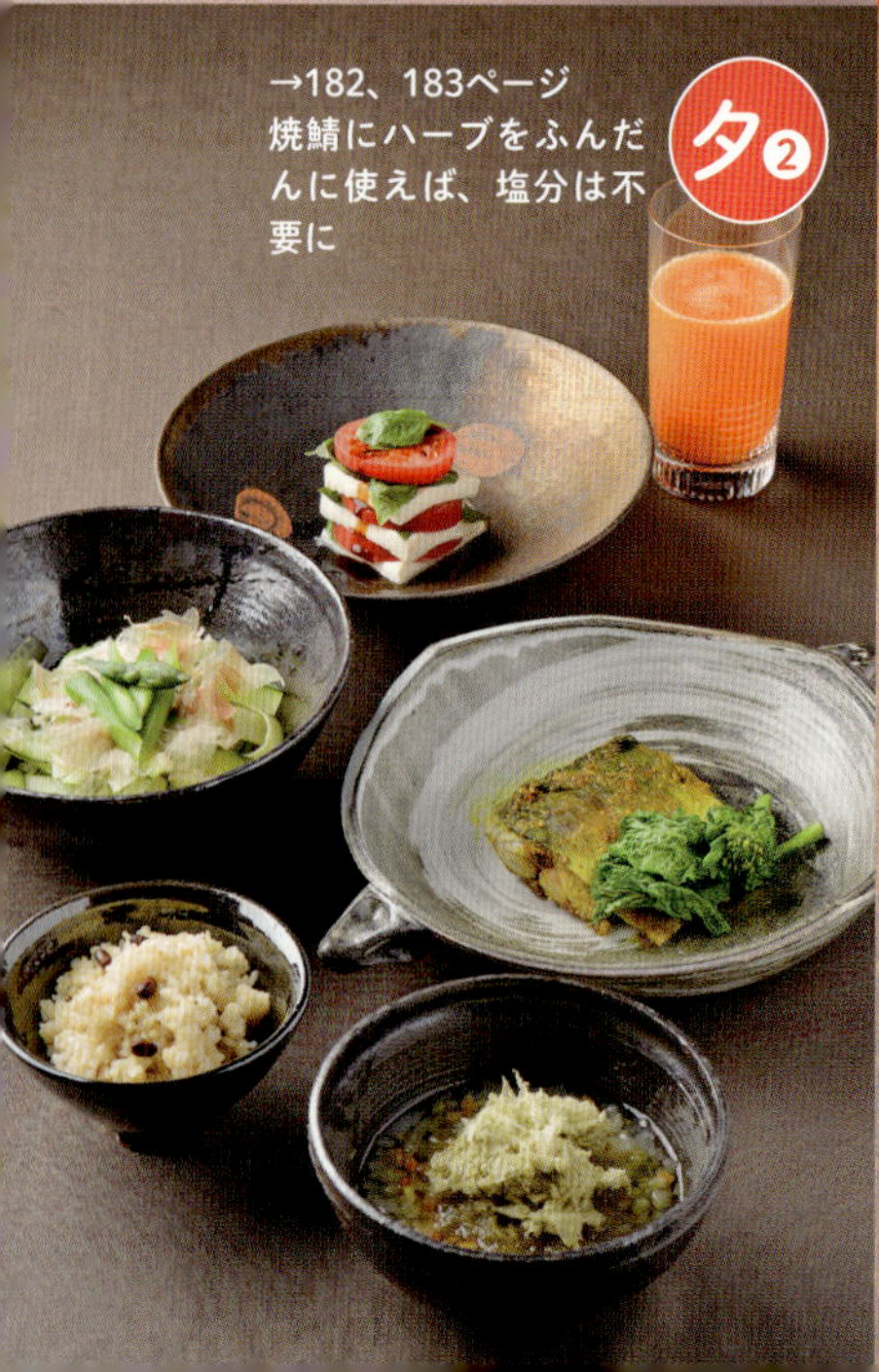

→182、183ページ
焼鯖にハーブをふんだんに使えば、塩分は不要に

治療の効果を高める
緊急食

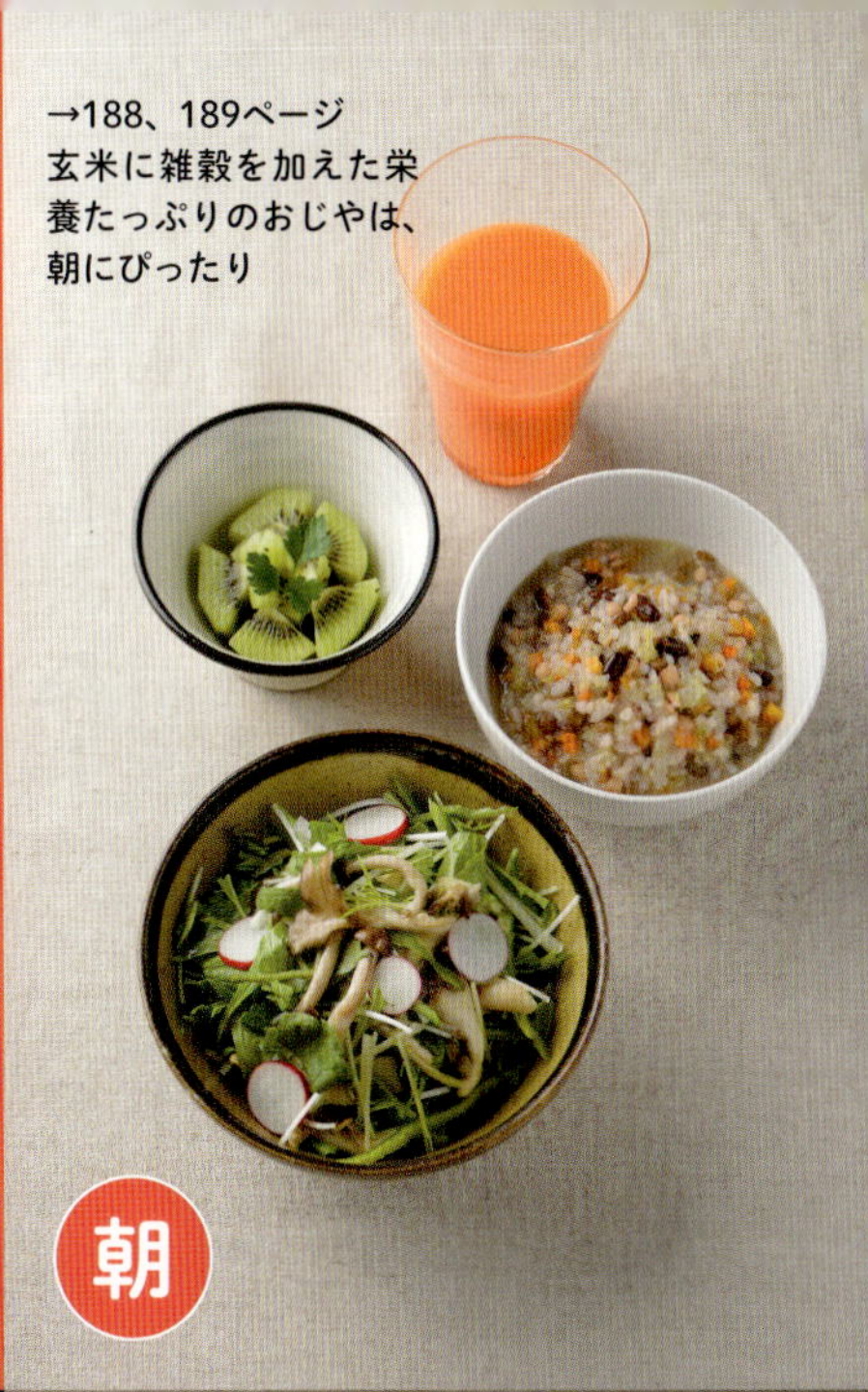

朝

→188、189ページ
玄米に雑穀を加えた栄養たっぷりのおじやは、朝にぴったり

昼

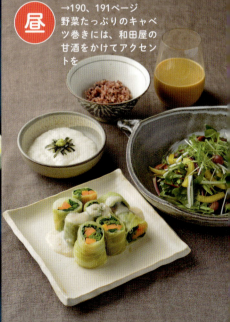

→190、191ページ
野菜たっぷりのキャベツ巻きには、和田屋の甘酒をかけてアクセントを

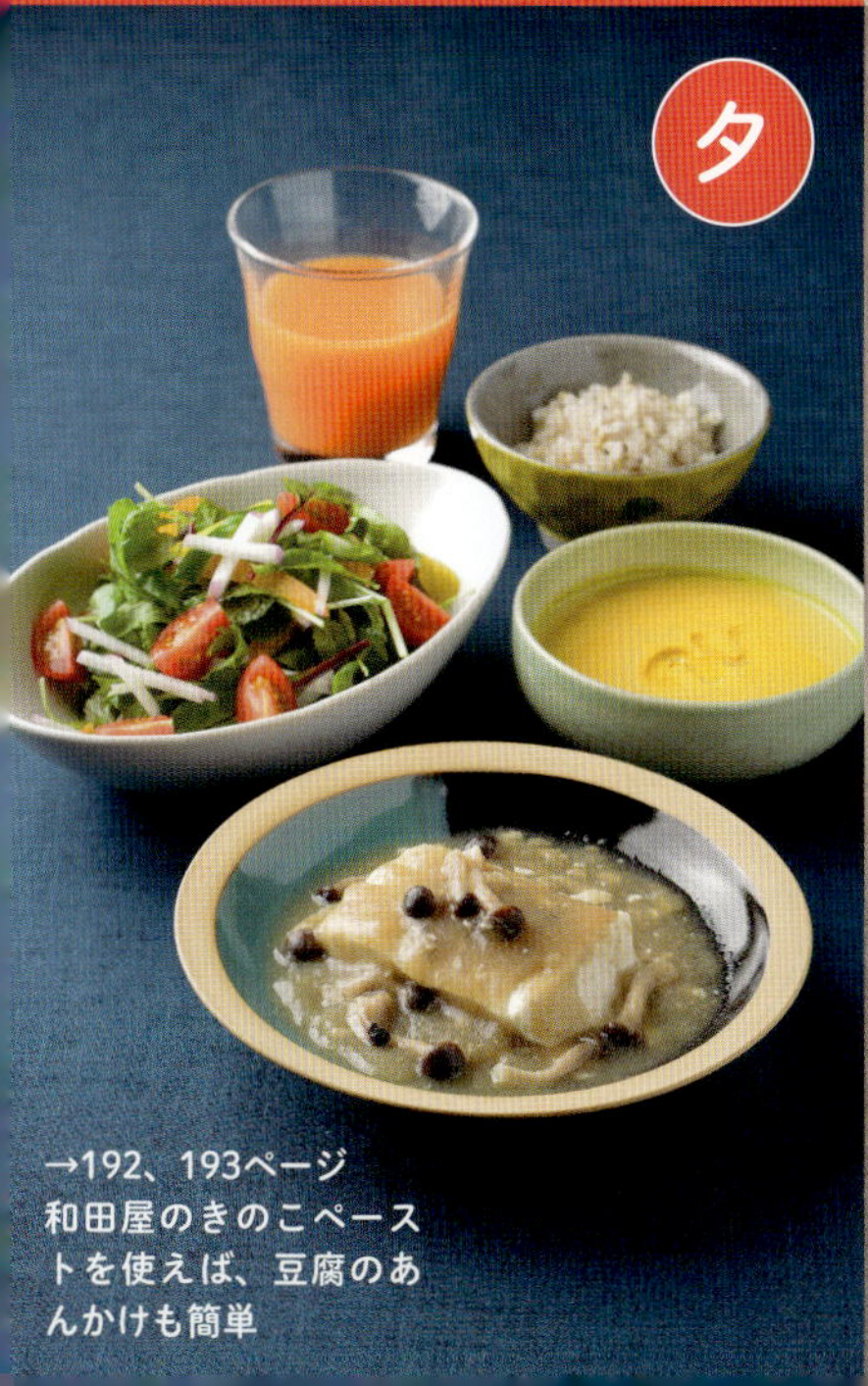

夕

→192、193ページ
和田屋のきのこペーストを使えば、豆腐のあんかけも簡単

治療の効果を高める 緊急食バリエーション

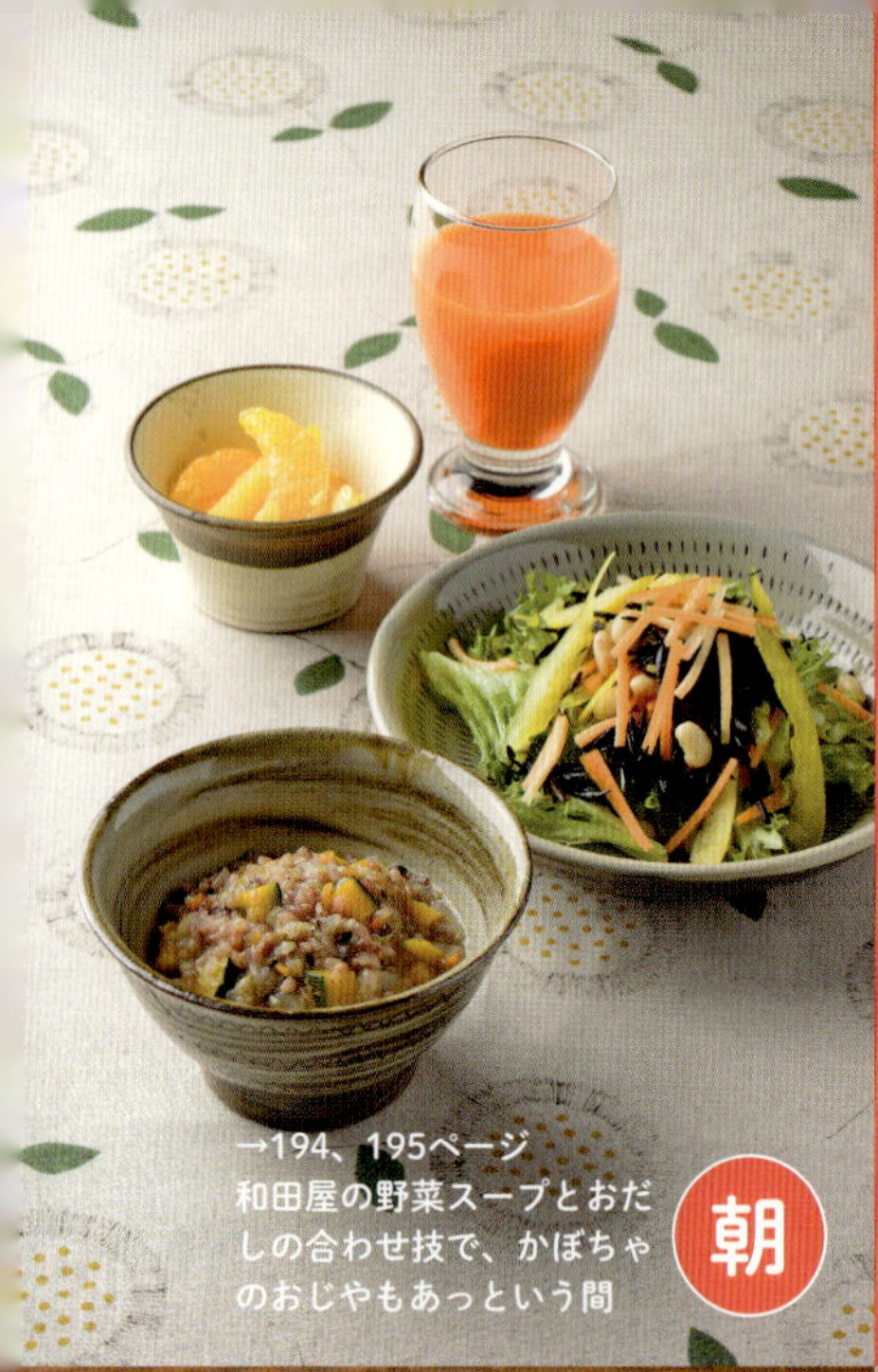

朝

→194、195ページ
和田屋の野菜スープとおだしの合わせ技で、かぼちゃのおじやもあっという間

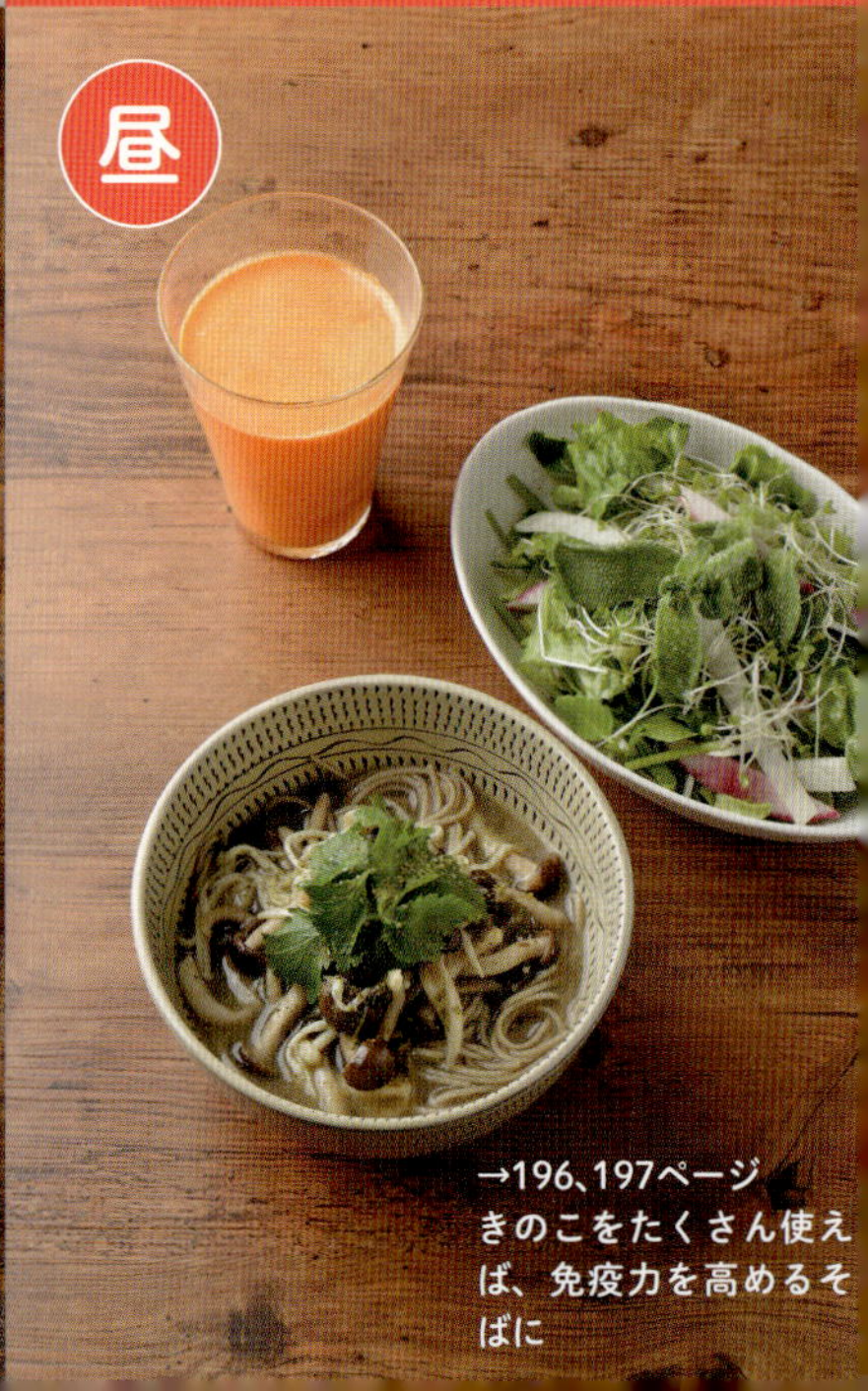

昼

→196、197ページ
きのこをたくさん使えば、免疫力を高めるそばに

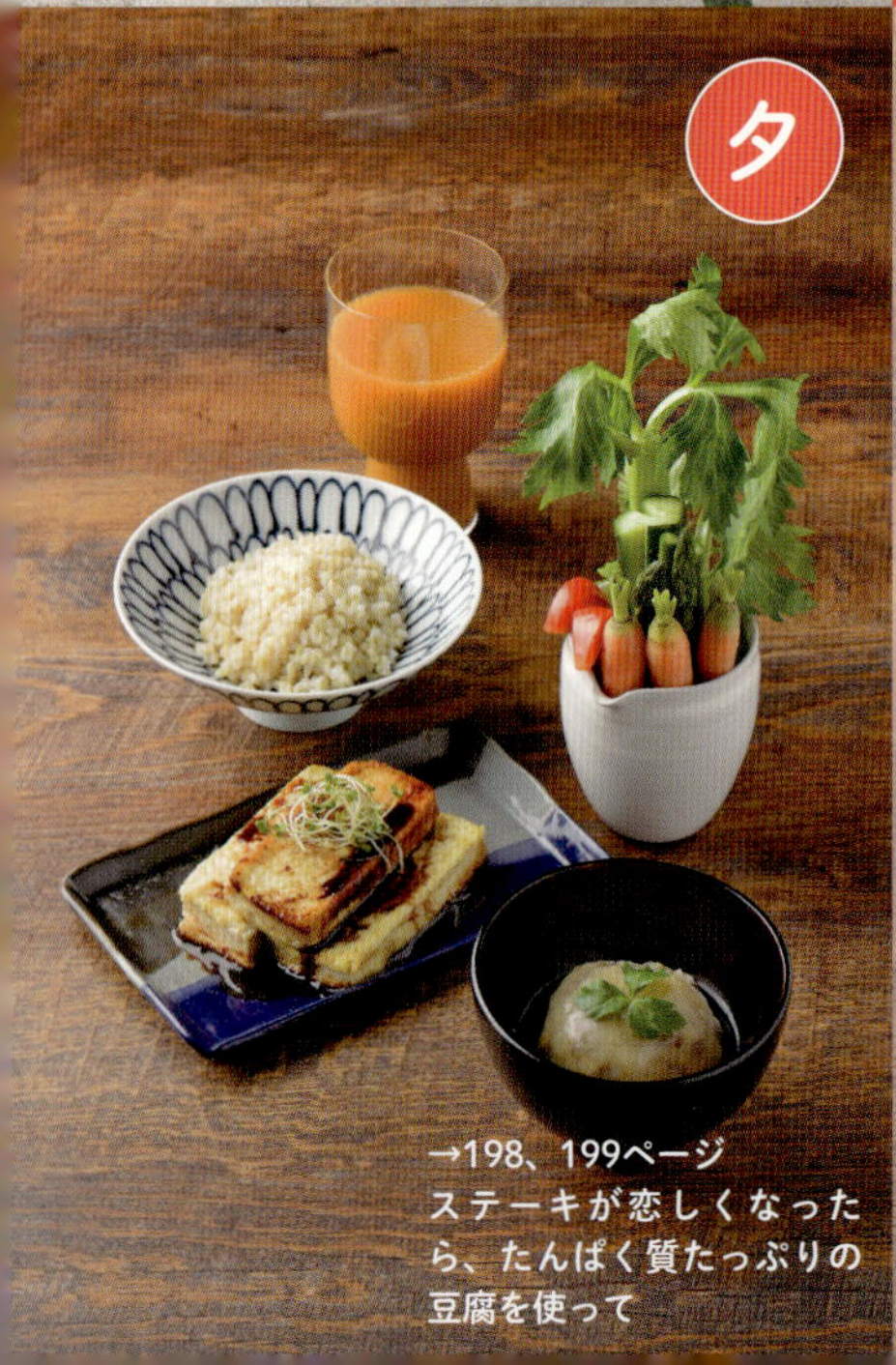

夕

→198、199ページ
ステーキが恋しくなったら、たんぱく質たっぷりの豆腐を使って

がん・生活習慣病を予防する長寿食

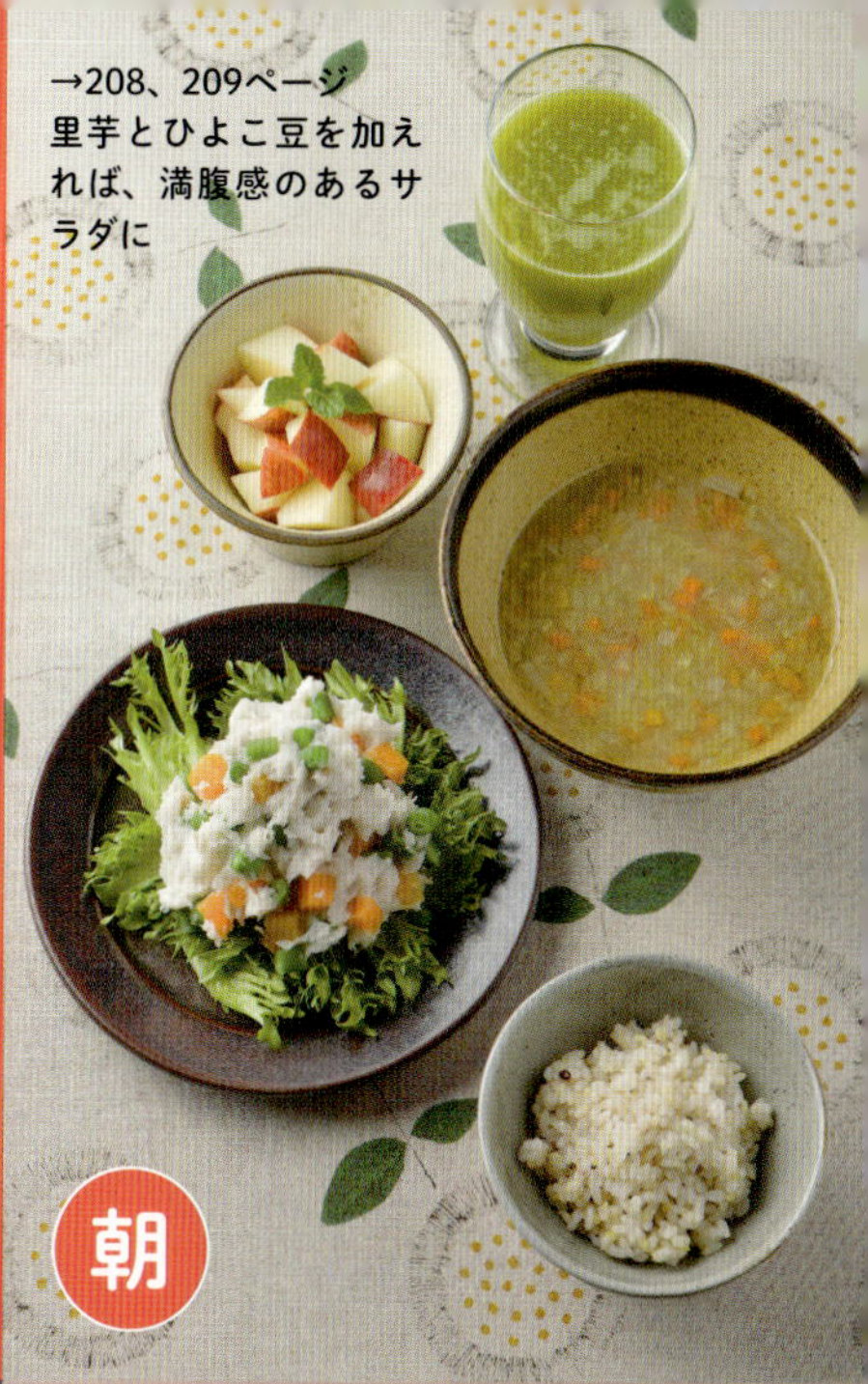

朝

→208、209ページ
里芋とひよこ豆を加えれば、満腹感のあるサラダに

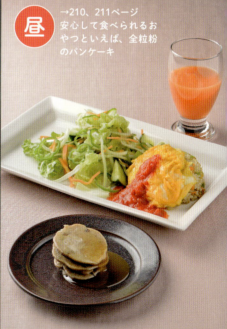

昼

→210、211ページ
安心して食べられるおやつといえば、全粒粉のパンケーキ

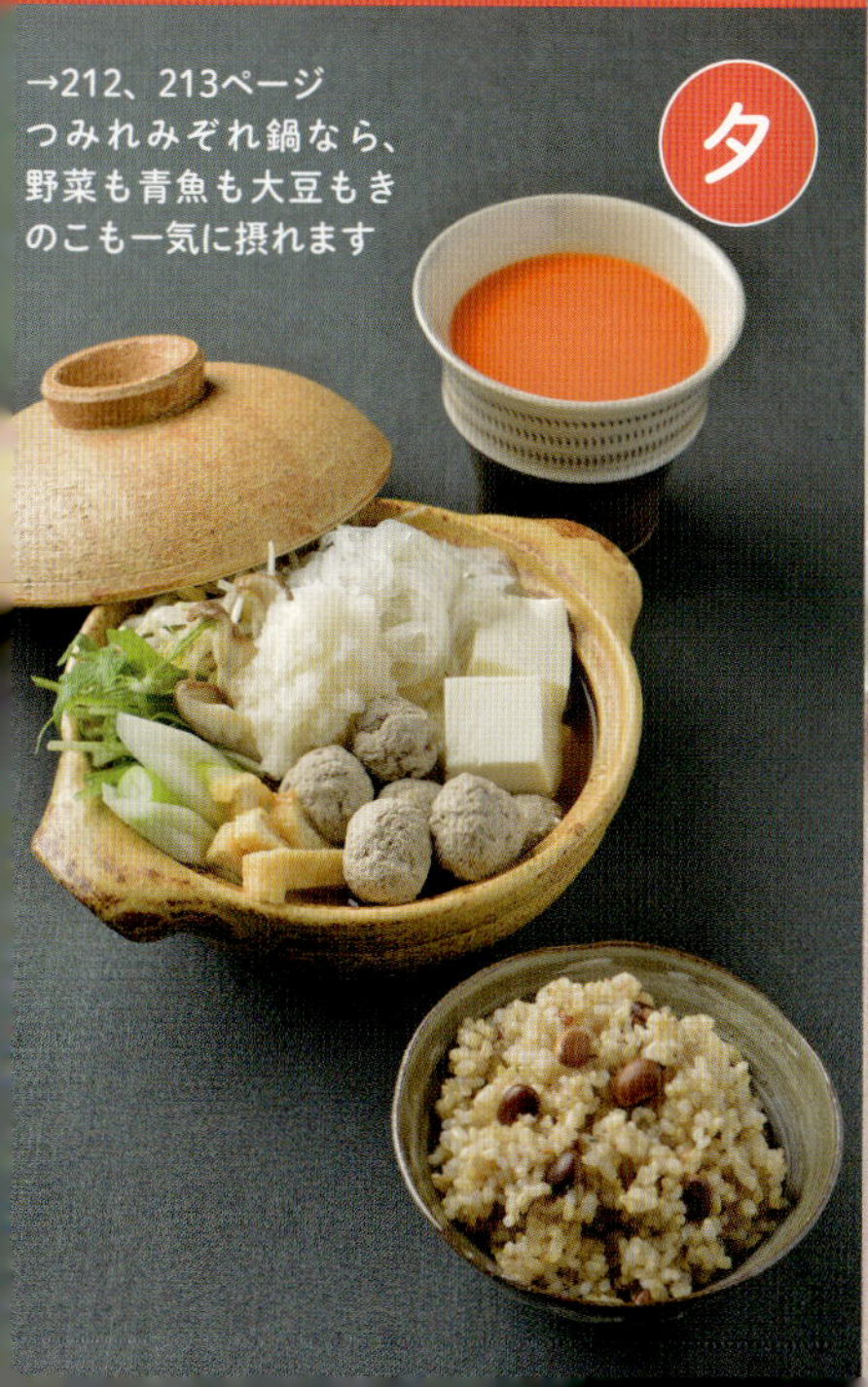

夕

→212、213ページ
つみれみぞれ鍋なら、野菜も青魚も大豆もきのこも一気に摂れます

がん・生活習慣病を予防する長寿食バリエーション

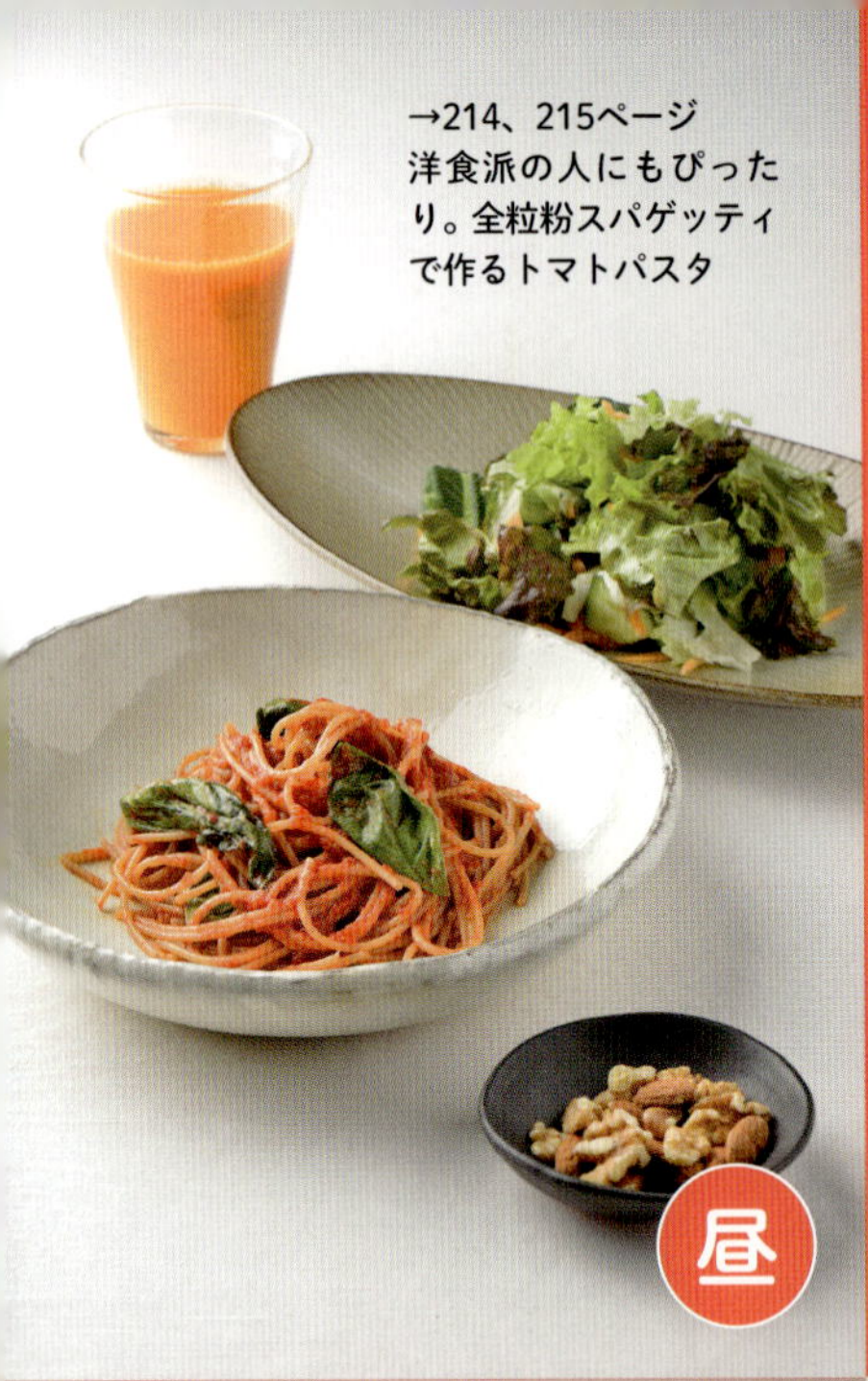

→214、215ページ
洋食派の人にもぴったり。全粒粉スパゲッティで作るトマトパスタ

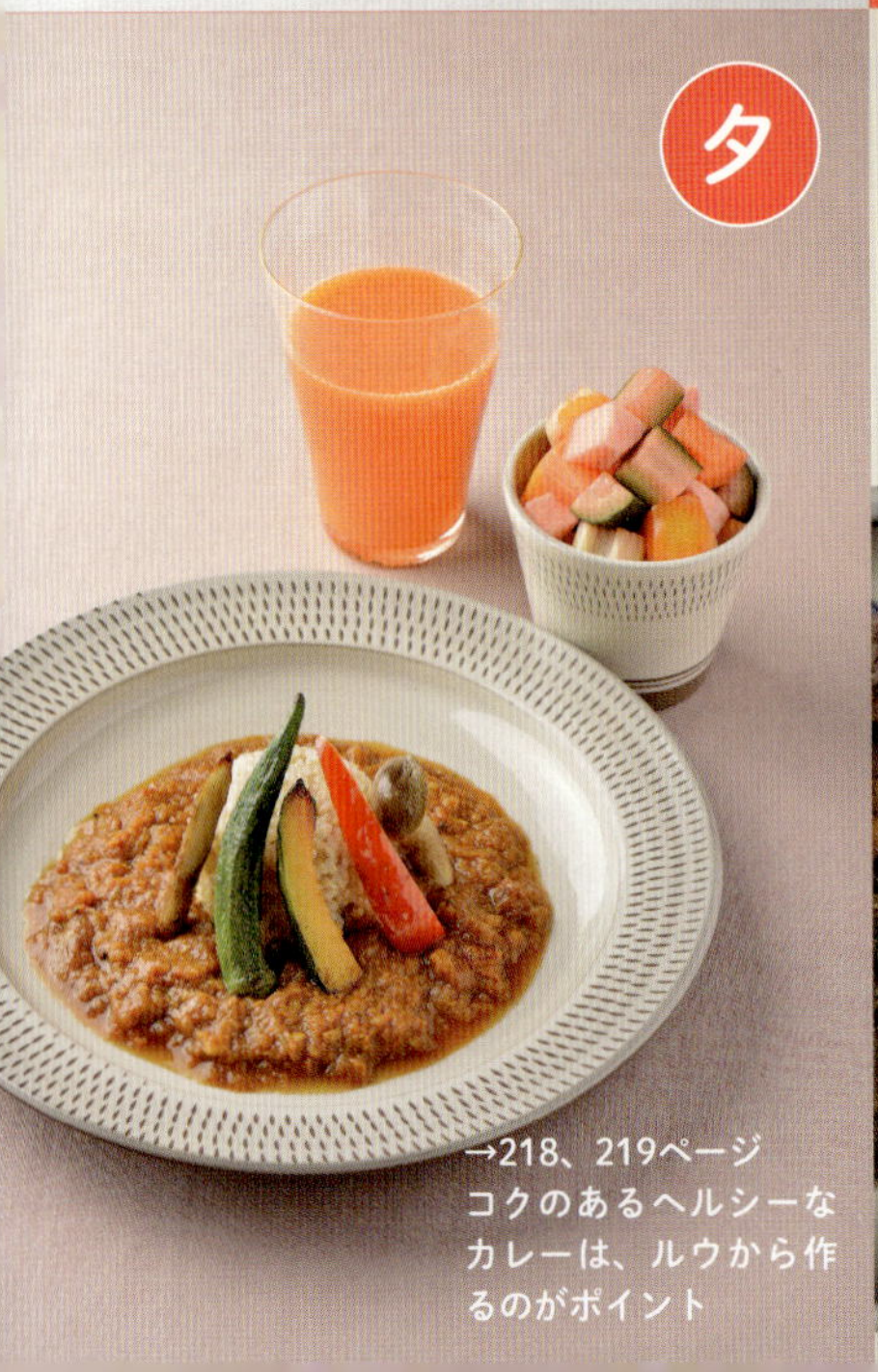

→218、219ページ
コクのあるヘルシーなカレーは、ルウから作るのがポイント

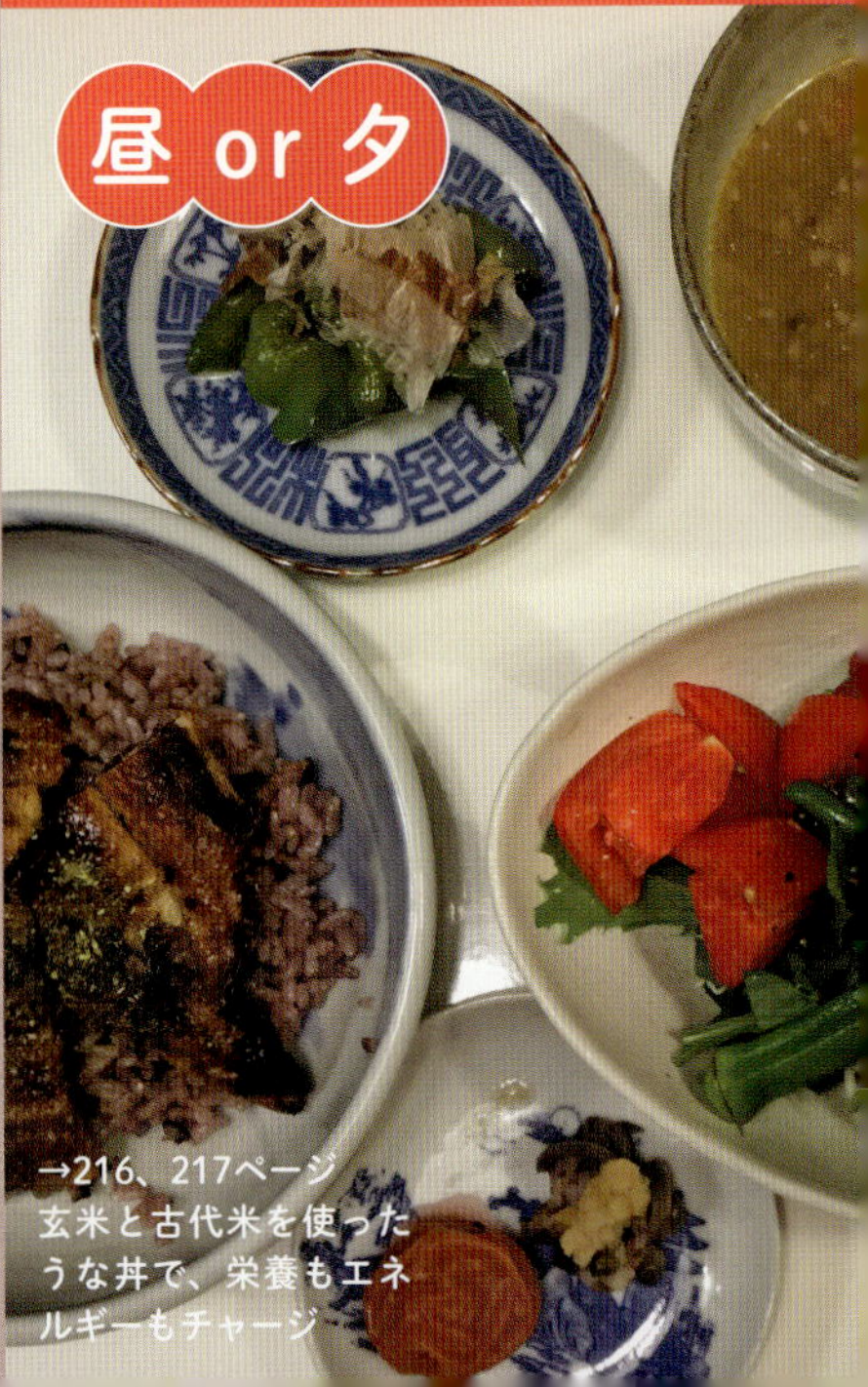

→216、217ページ
玄米と古代米を使ったうな丼で、栄養もエネルギーもチャージ

がんを生き抜く最強ごはん

京都大学名誉教授
からすま和田クリニック医師
和田洋巳

毎日新聞出版

はじめに

本書は毎日新聞出版発行の『サンデー毎日』に連載の形で掲載された私への2つのインタビュー記事がベースになっています。

1つは同誌2018年5月6日・13日合併号からスタートした「がん制圧の法則」(全6回)、もう1つは同誌2018年8月5日号からスタートした「がん・生活習慣病を撃退する『いのちの食事』」(全13回)です。

おかげさまで、都合19回に及んだこれらのインタビュー記事は、がんの患者さんやそのご家族の方々をはじめとして、読者の皆さまからたいへん大きな反響をいただきました。本書はそのような反響にお応えすべく、これらのインタビュー記事の内容をあらためて整理し、以下のような構成に沿って書き下ろしたものです。

第1章では、手術、放射線治療、抗がん剤治療を3大柱とする「標準がん治療」の限界を指摘した上で、京都大学(呼吸器外科教授)を退官後、私が京都市内に「からすま和田クリニック」を開設した経緯、そして、私が「がんをおとなしくさせる食事」を中心とする現在の治療に辿り着くまでの経緯などについて詳しく述べています。

第2章では、「がんもまた生活習慣病にほかならない」との基本認識のもと、慢性炎症を引き金とする「がん発症のメカニズム」や「がんの正体」、そして、がん細胞が行っているエネルギー代謝、がん細胞を勢いづかせる体内因子をはじめとする「がんの性質」などについて、分子生物学の最新の知見も紹介しながら解き明かしています。

第3章では、第2章で述べた「がんの性質」を逆手に取った「6つの治療戦略」、また、がんが嫌がるこれらの治療戦略を具体化した「5つの治療戦術（目標値）」などを明らかにした上で、からすま和田クリニックにおけるセカンドオピニオン外来や、食生活の見直しを中心とするがん治療の流れなどについても紹介しています。

第4章では、「がんをおとなしくさせる食事術」を実践に移していく際に守るべき「大原則」と「8つの基本ルール」、8つの基本ルールに沿った「8つの要諦（大切なポイント）」などを尿pH値の測定方法も含めて詳しく解説した上で、からすま和田クリニックにおけるⅣ期がんの「劇的寛解例」についても紹介しています。

第5章では、「がんをおとなしくさせる食事」や「生活習慣病を予防、改善する食事」の「献立例」と「レシピ」を朝・昼・夕（3食）のメニューに分けて紹介しています。「下ごしらえ」「治療食」「緊急食」「長寿食」の4編構成ですが、随所に樫幸《かたぎみゆき》さん（料理担当）の「ワンポイトアドバイス」も織り込んであります。

第6章では、本書の締めくくりとして、現時点で最良の治療と考えられている標準がん治療にはいったい何が欠けているのか、そして、その標準がん治療にはどのようなパラダイムシフト（発想の転換）が求められているのか、などについて、私が取り組んでいる新たな試みも含めて、私の持論を要約的に紹介しています。

また、第6章の後半に「よくある質問に答える13の厳選Q＆A」を付録として掲載しました。このQ＆Aでは、からすま和田クリニックを受診される患者さんからの「よくある質問」の中から、とくに第5章までに詳しく述べることのできなかった項目をピックアップした上で、それぞれの質問に対する私のアンサーをまとめてあります。

このように、がんが体の中で行っている物理化学的反応をよく理解し、本書の「最強ごはん」で反応を起こしにくくすることができれば、たとえⅣ期のがんであっても、がんをおとなしくさせながら「がんを生き抜く」ことは可能です。

また、本書には、メインテーマである「がん」の予防や抑制のほか、「生活習慣病」の予防や改善、さらには「健康長寿」のための秘訣も満載です。

病も健康も、その源は「食事」にあります。以下、本書で詳しく紹介していくノウハウを、ぜひ日々の食事に取り入れてみてください。

2019年3月

からすま和田クリニック院長　和田洋巳

目次

第1章 標準がん治療の「限界」を乗り越える

第2章

がんもまた「生活習慣病」にほかならない

第3章

がんが住みにくい体をつくる「治療戦略」と「治療戦術」

第4章

がんをおとなしくさせる「食事術」と「劇的寛解例」

第5章

がんや生活習慣病に克つ「献立例」と「レシピ」

第6章

がん治療の「パラダイムシフト」へ向けて

よくある質問に答える13の厳選Q＆A付き

付録

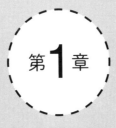

第1章

標準がん治療の「限界」を乗り越える

どうせやるなら「がん治療」

私が京都大学医学部に入学したのは１９６３年のことです。

ただ、私は最初から積極的に医者を目指していたわけではありません。

実は、私は生物学に興味があり、昆虫の研究をしたいと思っていました。それで、大阪の生まれだったこともあり、大阪に近い京都大学農学部の門を叩いたのです。

ところが、いざ農学部に入学してみると、私が教えを請いたいと思っていた先生、昆虫研究の世界では有名だったその教授が、間の悪いことに退官してしまったのです。

この先生がおられないなら昆虫学者を目指しても意味がない……。こう考えた私は入学から半年で農学部を中途退学し、翌年の春、京都大学医学部に入学し直しました。

かといって、当初の私は何か世の中に胸を張って語れるような志があって医者を目指したわけでもありませんでした。

正直に申し上げますと、私は当時から「他人に頭を下げる職業は自分には向かないのではないか」と思っていました。

そう考えると、昆虫の研究者になることを諦めた今、自分1人で生きていくことのできる職業といえば、弁護士か公認会計士か医者くらいしか残っていない。ところが、私は口が達者ではないから弁護士はダメ、計算もあまり好きではないから公認会計士もダメということで、やはり医者になるしかないと心に決めたのです。

そして、医者として何を専門にするのかを決めたのもまた消去法でしたが、「どうせやるならがん治療がいい」という漠然とした思いはありました。

そうすると、内科ではがんを治せそうもないからダメ、脳外科では患者さんに麻痺などが残って治療の達成感がないからダメ、消化器外科には師事したいと思える教授がいないからダメ、ということで、結局、京都大学の胸部疾患研究所でがん治療を学ぶことに決めたのです。

京都大学胸部疾患研究所の起源は1941年に設立された結核研究所で、その後は京都大学再生医科学研究所に改組されて現在にいたっていますが、当時の胸部疾患研究所には「どんな研究をしてもかまわない」という自由な気風がありました。その点も私の生来の性格にマッチするのではないかと考えたのです。

その後、私は呼吸器外科の助手、講師などを経て、最終的には京都大学大学院医学研究科器官外科（呼吸器外科）教授の職を拝命しました。

ところが、その間に手がけた数多くのがん治療を通じて、私は標準がん治療の「限界」を思い知らされることになりました。そして、京都大学医学部附属病院時代に得たこの貴重な経験が、私がその後に確立した「食生活の改善を中心とする全く新しいがん治療」の地平を切り拓くことになったのです。

完璧な手術をしても「再発」が起こる

いわゆる標準がん治療は「**手術**」「**放射線治療**」「**抗がん剤治療**」の3大治療が中心になっています。教授になってからはさすがに後進に対する指導がメインになりましたが、それでも京大病院時代の延べ数でいえば、私は少なくとも2000例を超える肺がん手術をこの手で行ってきました。

ところが、**どんなに完璧と思える手術を実施したとしても、およそ4割の患者さんで必ず「再発」が起こってくるのです。**

完全に病巣を取り除いたはずなのに、なぜがんは治らず再発してくるのか……。京大病院時代の私は、そんな疑問を常に抱えながら、目の前の手術に明け暮れていました。

実は、胸部疾患研究所と同様、京大病院の呼吸器外科は伝統的に進取の気性に富んだ診療科で、その当時から「手術の際のリンパ節郭清《かくせい》にはあまり意味がない」との方針で臨んでいました。

当時、標準がん治療では、肺にできた原発巣を手術で取り除く際、肺に近いリンパ節（所属リンパ節）も一緒に取り除くことが推奨されていました。

リンパ節郭清は現在も標準治療として行われていますが、当時の京大病院における臨床データでは「リンパ節郭清を実施してもしなくても予後に違いはない」との結果が出ていましたし、私自身も「リンパ節郭清を行ったとしても予後が改善されないか、患者さんの体力が落ちることによってむしろ予後は悪くなるのではないか」との印象を持っていました。

そのため、私も含めて、当時の京大病院呼吸器外科では「肺がん手術の際には基本的にリンパ節郭清は行わない」としていたのです。

ところが、そのように体への侵襲性が低い手術を心がけ、かつ、技術的に完璧と思われる手術ができたとしても、およそ4割の患者さんで再発が起こってくるのです。

同じことは抗がん剤治療でもありました。当時も今もそうですが、標準がん治療では再発のリスクが高いと考えられる患者さんに対して、手術後に再発予防のための抗がん剤治療（術後補助化学療法）が推奨されています。

しかし、抗がん剤治療には患者さんにとって辛い副作用がつきものです。そこで、京大病院呼吸器外科では患者さんの体になるべく負担をかけない方法、たとえば静脈注射（点滴）ではなく経口摂取（飲み薬）による投与、それも副作用の出方が比較的マイルドな抗がん剤を使うことを心がけていました。

ところが、それでも再発は相変わらず起こってきます。しかも、術後補助化学療法を受けなくても再発が起こらない患者さんがおられる一方で、術後補助化学療法を受けても再発が起こってしまう患者さんがおられるのです。

最善の手を尽くしているにもかかわらず、どうして再発を止めることができないのか。このように、京大病院時代の私は標準がん治療に対する根本的な疑問を抱えながら、外科医として手術や抗がん剤治療に追われる日々を送っていたのです。

「死ぬまで治療を続けましょう」

しかも、標準がん治療の場合、再発をみた患者さんに対する治療は、事実上、抗がん剤による延命治療しか残されていません。

がんの病期（ステージ）は病勢の進行に従ってⅠ期（ステージⅠ）、Ⅱ期（ステージⅡ）、Ⅲ期（ステージⅢ）、Ⅳ期（ステージⅣ）に分かれます。このうち、がんが最初に見つかった時や手術後に、原発巣以外の他臓器や所属リンパ節以外の遠隔リンパ節などに転移が見つかると、病期はもはや治すことのできないステージⅣと判定されます。

そのため、残された手立ては延命を目的とした抗がん剤治療に限られてくるのですが、**抗がん剤はがん細胞だけではなく正常細胞も同じように殺傷していきます**。そのことが患者さんを苦しめる抗がん剤特有の副作用を発現させていきますが、中には抗がん剤治療を始めて間もなく副作用死してしまう患者さんもおられます。

しかも、仮に辛い抗がん剤治療に耐え抜き、がんが縮小、消失したとしても、多くの場合、がんは抗がん剤に対する耐性を次第に持ち始め、最終的には猛烈な勢いでリバウンドしてくるのです。その後は患者さんの体力や気力がなくなるまで、抗がん剤の種類を変えた治療（乗り換え治療）が続けられます。

そして、使用できる抗がん剤が尽きたところで、患者さんは医者から次のように告げられるのです。

「残念ながら、ウチでできることはもうありません。私が紹介状を書きますから、今後は緩和ケアを受けてください」

言い回しこそ穏やかですが、これでは「あなたのがんはもう治りません」と宣告された上で、「でも、死ぬまで治療を続けましょう」と言われて抗がん剤治療を受けされられた末に、「もうウチでは面倒を見られません」と突き放されるようなものです。

私もこのような標準がん治療のあり方にはがん専門医として大きな疑問を感じていましたが、さりとて「ならばどうすればいいのか」についての具体的な方法があるわけではありませんでした。結局、京大病院時代の私もまた、手術後に再発をみた患者さんなどに対しては同じように延命を名目とした抗がん剤治療を勧め、手立てが尽きれば患者さんをそのまま緩和ケアへと送り込んでいたのです。

ただし、その一方で、治癒がそれなりに期待できる手術は別として、がんを抗がん剤や放射線で徹底的に叩くことについては、「もっと違う考え方によるアプローチの方法があるのではないか」との思いを抱いていたのも事実でした。

そして、そのような思いは退官が近づくにつれて次第に大きくなっていったのです。

亡くなっているはずの患者が現れた

そんな中、京大病院時代の私にとって、大きな転換点となる出来事がありました。私が5年以上も前に匙《さじ》を投げた患者さんが私の外来をひょっこり訪ねてきたのです。

失礼ながら「とっくの昔に亡くなっているはず」と思い込んでいたので、私はビックリ仰天しながら「いったい何をされていたのですか⁉」と尋ねました。すると、その患者さんは次のようにおっしゃったのです。

「ワラにもすがる思いで食生活を見直してみたらこうなりました」

聞けば、毎日の食事を玄米や豆腐や野菜などを中心とするものに変えてみたところ、なぜかがんがおとなしくなりました、というのです。

民間療法と呼ばれる「がんの補完代替療法」には、効果のハッキリしない怪しげなものも少なくなく、中には高額な治療費がかかる詐欺まがいの療法もあります。したがって、患者さんの話を鵜呑みにすることはできないものの、現に私が見放した患者さんが標準がん治療ではおよそ考えられない長期生存を果たしている以上、このまま一蹴してしまっていい話ではないとも思ったのです。

それに、先ほども述べたように、当時の私は標準がん治療に対して根本的な疑問と限界を感じていました。それだけに、とっくの昔に亡くなっているはずの患者さんが食生活の改善だけで長期生存を果たしているという事実は衝撃的でした。

その標準がん治療は、エビデンス（統計学的証拠）の積み重ねによって確立された、その時点で最良と考えられているがん治療です。しかし、当時も今もそうですが、その一方には患者さんの6割程度しかがんを治せていないという厳然たる現実があるのです。

にもかかわらず、多くのがん治療医は患者さんのこの手の話に耳を貸そうとすらしません。それはがんの補完代替療法にはオーソライズされたエビデンスが存在しないという正論のためばかりではなく、この手の話に真面目に取り合えば周囲から胡散臭く思われて自分の立場が危うくなるし、仮に補完代替療法の一部に標準がん治療を超える効果があることが判明すれば、自分たちがこれまで行ってきた治療の体系の否定や崩壊にもつながりかねない、と感じているからなのです。

もちろん、標準がん治療に対する疑問と限界という点からいえば、当時の私も医者として決して褒められたことをしてきたわけではありません。しかし、少なくともまずは件の患者さんの話に真摯に耳を傾けるとともに、この長期生存を裏づける科学的根拠について調べてみる必要がある、と私は考えました。

そこで、海外の研究論文などを丹念に探ってみたところ、興味深い科学的事実が次々と見えてきたのです。たとえば、**「野菜を多く取ると、がん細胞が好む酸性のがん周囲細胞環境がアルカリ性に変化し、それによってがん細胞の活動が抑制される」といった、一定の科学的根拠が存在することなどが明らかになってきた**のです。

劇的寛解例に学ぶ

私が京都大学と京大病院を退官したのは２００７年、京都市内に現在の「からすま和田クリニック」を開設したのは２０１１年のことですが、件の衝撃的な出来事があってからは、私の診ている患者さんから「この代替療法が効いているようだ」と言われれば関係論文を探し、「あの代替療法が効いているようだ」と言われれば関係論文にあたる、といった形の独自の研究を続けました。また、患者さんがみずから取り入れたそれらの補完代替療法にしても、医学的、倫理的に問題がないものについては反対しませんでした。

そして、このようにして次第に整理され、確立されていったのが「がんをおとなしくさせるための食事」を中心とする現在の治療ストラテジー（戦略）だったのです。

そもそもがんとは何か——という「がんの正体」も含め、それらの詳細については第2章以降に譲りますが、実は、この間の模索の中で重要なキーワードとして浮上してきたのが「**劇的寛解**」という言葉でした。

寛解とは「**病勢が進行せず安定している状態**」のことです。

標準がん治療においても、たとえば抗がん剤でがんが消失すれば完全奏効（CR＝コンプリート・レスポンス）、抗がん剤でがんが縮小すれば部分奏効（PR＝パーシャル・レスポンス）といった具合に、寛解という概念が存在します。

ただ、先ほども指摘したように、抗がん剤治療によって完全奏効や部分奏効が得られたとしても、多くの場合、抗がん剤耐性を獲得したがんは猛烈な勢いでリバウンドしてきます。そして、患者さんは辛い副作用に苦しめられながら、使える抗がん剤がいよいよ尽きたところで、医者から緩和ケア行きを宣告されるのです。

実は、抗がん剤は第一次世界大戦で初めて使用された化学兵器のマスタードガスから発展してきた薬です。マスタードガスが開発されたのはおよそ１５０年前のことですが、その起源はロベルト・コッホやルイ・パスツールらによる感染症治療にまで遡ります。コッホは炭疽菌や結核菌やコレラ菌などを発見し、パスツールは炭疽症ワクチンや狂犬病ワクチンなどを開発したことで知られていますが、**感染症治療も抗がん剤治療も原因となる炭疽菌やがん細胞などを殲滅するという考え方が基本になっている**のです。

さらにいえば、オーストリアの外科医、テオドール・ビルロートが世界で初めて胃がんの手術に成功したのは１８８１年のことです。つまり、がん手術や抗がん剤治療など、標準がん治療の主なやり方や考え方は、この１００年くらい、基本的には何も変わっていないといっても過言ではないのです。

もちろん、この間には手術方法の進歩もありましたし、新たな抗がん剤も次々に開発されました。しかし、**がんを徹底的に叩くという標準がん治療では、結局のところ、患者さんの6割しか助けることができない**のです。

件の衝撃的な出来事を目の当たりにして以降、私が患者さんの話に虚心坦懐《きょしんたんかい》に耳を傾けてきたゆえんもここにあります。

「治る」「治らない」の二元論を超えて

話をⅣ期がんに戻せば、このように標準がん治療における寛解はおおむね一時的なものに終わります。これに対して、私が「がんをおとなしくさせる食事」を中心とする治療ストラテジーを模索する中で辿り着いた「**劇的寛解**」は一時的なものではなく、「**標準がん治療ではおよそ考えられない寛解状態が長く続くこと**」を意味しています。

そこで、医者も患者さんもよくよく考え直さなければならないのが「がんが治るとはどういうことか」という根本問題です。

先ほども指摘したように、標準がん治療においては、Ⅳ期がんは「治癒不能」とされています。実際、抗がん剤で「がんが治る」ことはありませんから、その意味ではⅣ期がんが治癒不能とされていることに間違いはありません。

しかし、がんが治らなければ、それでオシマイになってしまうのでしょうか。

実は、京大病院時代の自身への反省も込めての話になりますが、私は「標準がん治療には『治る』と『治らない』の中間に存在すべき概念がスッポリと抜け落ちている」と考えています。要は、がんを「治る」「治らない」という二元論で捉えるから、標準がん治療はその「限界」を乗り越えられないのです。

ならば、「治る」と「治らない」の中間に存在すべき概念とは、どのような概念なのでしょうか。実は、それこそが、私が患者さんの話に熱心に耳を傾け、かつ、膨大な研究論文を読みあさることで辿り着いた「劇的寛解」という概念なのです。

意外に思われるかもしれませんが、人はがんが体の中にあるだけでは死にません。それどころか、**たとえがんが全身に転移してしまったとしても、全身にがんがあるという理由だけで死ぬわけではない**のです。

では、がんはどのようにして人（宿主）の命を奪うのでしょうか。

それは、たとえば他臓器に転移したがんが増殖して臓器不全を引き起こすからです。

肝臓なら肝不全、腎臓なら腎不全です。あるいは、腹膜《ふくまく》（臓器などを包んでいる膜）などに散らばってしまったがん（腹膜播種《ふくまくはしゅ》）が増殖し、小腸や大腸などの消化管を圧迫して通過障害を引き起こすからです。

逆にいえば、**がんそのものが何か人を死にいたらしめるような毒などを出しているわけではないので、このような臓器不全や通過障害などが引き起こされない程度にがんをおとなしくさせることができれば、少なくともその期間はがんで命を落とすことはない**、ということになります。そして、これこそが「**劇的寛解を得ながら、がんと共生していく**」という、新たながん治療の地平を切り拓く考え方なのです。

しかも、食生活の改善によってがんをおとなしくさせる、つまり劇的寛解を得るという方法であれば、患者さんのQOL（クオリティ・オブ・ライフ＝生活の質）もきわめて高い状態で維持されます。このような考え方を基本としたがん治療であれば、がんの縮小や消失を最大目標とする抗がん剤治療のように、「がんは消えたが患者は亡くなってしまった」などという本末転倒の事態も起こらないのです。

［図1］**がん治療の新たなモデル**

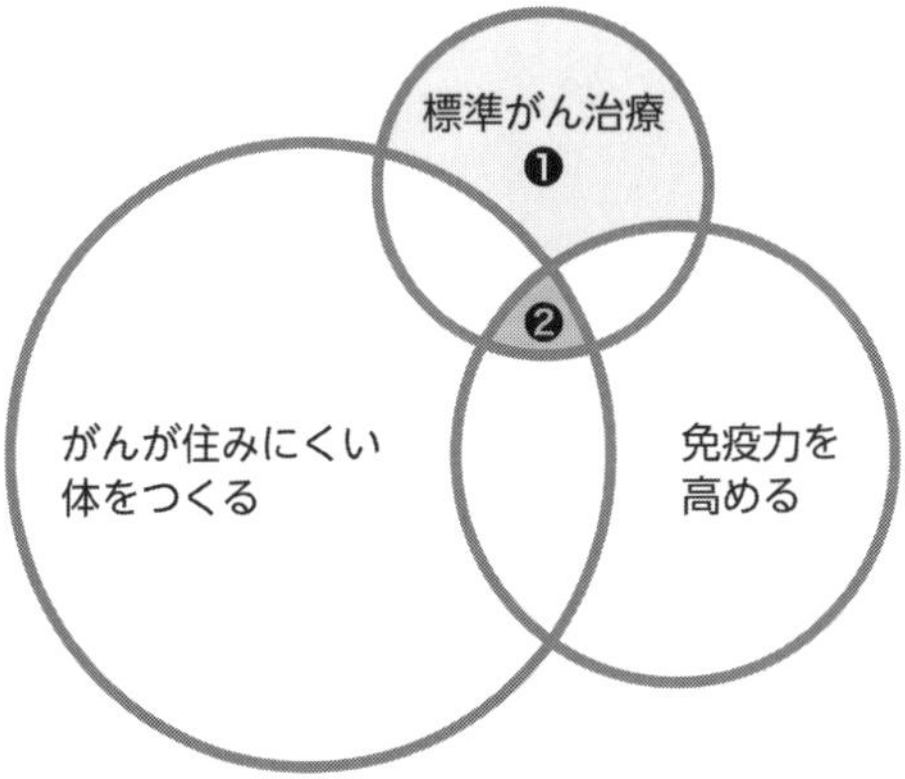

①「**手術**」「**抗がん剤治療**」「**放射線治療**」がメイン
②「**がんが住みにくい体づくり**」を中核として、
免疫力を高めつつ、標準がん治療の一部を戦略的に
取り入れる、新たな治療ストラテジー

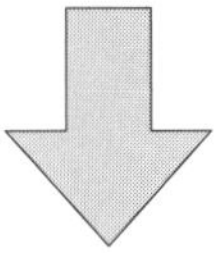

治る、治らないの二元論を超えた、
「劇的寛解」を実現

「やせ我慢」で自分のクリニックを開設

しかし、このような理想のがん治療を確立、実践していくまでには、それ相当の心の迷いや紆余曲折もありました。

たとえば、2007年に京大を退官する際には、500床を擁する大病院から「年俸3000万円で病院長にならないか」との誘いもいただきました。この誘いを断った時、周囲には「新たながん治療の確立に向けた研究を続けたいから」などとカッコのいい説明をしていましたが、内心では「これまでの研究も続けたいが3000万円を棒に振るのも惜しい」とも思っていたのです。

あるいは、その病院長ポストを蹴った後、それまでの研究を生かした臨床研究をさせてもらうことを条件に、いくつかのクリニックや病院に籍を置いたこともありました。

ところが、フタを開けてみると、がんの補完代替療法で高額の治療費を患者さんに負担させている実態が明らかになったり、約束していた肝心の臨床研究をさせてもらえそうもないことが判明したりと、なかなか思うようにはいきませんでした。

ならば自分でクリニックを開くしかない——と一念発起し、2011年に現在の「からすま和田クリニック」を開設したのですが、これもまた「やせ我慢」を重ねなければできない決断でした。

というのも、当時、患者さんも含めたほとんどの人たちは、私が全く新しいがん治療を目指した研究を続けていることなど知りませんでした。しかも、私は京大病院で来る日も来る日も肺がんを切りまくっていた外科医です。そんな医者が開いたがんクリニックに多くの患者さんが来てくれるとはとても思えなかったからです。

実際、それまでの患者さんが来てくれた開設直後の時期を過ぎると、足を運んでくれる患者さんの数は1日十数人程度へと激減してしまいました。その後、患者さんの口コミを中心にクリニックの評判が徐々に広まり、現在ではたくさんの患者さんに来ていただいていますが、当初は小舟で荒海に乗り出していくような船出だったのです。

ちなみに、開設以来、私のクリニックには２０１８年末までに３０００人を超える患者さんがお見えになりました。当然のことながらその大半はがんの患者さんですが、そのおよそ半数にあたる１５００人がⅣ期と診断された患者さんで、その中から**標準がん治療ではおよそ考えられない劇的寛解例が続出**しているのです。

みずからもスキルス性胃がんを克服

実は、そんな中、京大退官後に受けた健康診断で、**私にも胃がんが見つかりました。**胃がんは初期のものでしたが、タイプはスキルス性でした。スキルス性胃がんはがんが胃の内壁に広範囲に浸潤していく胃がんで、印環細胞がん（未分化がんの一種）の組織型であるケースが多く、予後が悪いことで知られています。

早速、同級生のところで胃をほぼ全摘（亜全摘）する手術を受け、術後の経過観察は

[図2] **がんを克服した私のある1日**

05:00	**起床**。その後、しばらく研究や勉強
07:00	**朝食**。サラダ200g程度（トマト、レタス、りんご、キウイなどをアマニ油のドレッシングで）、ゆで卵、玄米パン（オリーブオイルなどをつけて）、にんじんジュース（コップ1杯。にんじんとアスコルビン酸＝ビタミンC 5g）
08:00	**自転車**で30分かけてクリニックへ**出勤**
09:00	クリニックで午前の診療。診療の合間にウメテルペン（和歌山県産南高梅を煮詰めたサプリメント）1袋、フィーバーフュー（夏白菊）茶
13:00	持参のお弁当で**昼食**。古代米入り玄米ごはん、卵焼き、煮物（ひじき、大根、昆布）、サラダ（トマト、ブロッコリー、レタス、ピーマンなどをアマニ油と果実酢と粗びきこしょうのドレッシングで）、野菜スープ
13:30	クリニックで午後の診療。診療の合間にフィーバーフュー茶
18:30	**自転車**で30分かけて**帰宅**
19:00	**夕食**。サラダ250g程度（トマト、レタス、ベビーリーフ、水菜などをアマニ油とレモンのドレッシングで）、魚料理、野菜のおひたし、古代米入り玄米ごはん、ビール150ml程度
20:00	**入浴**（湯船に浸かって15分程度）
21:30	**就寝**

私が毎日とっているもの

ウメテルペン
ミサトールW
なつしろアマニ
ソノママ+ミネラル
乳酸発酵ハナビラタケ

その同級生の友人に頼んだのですが、胃カメラの検査を受けるたびに、友人や集まった弟子たちから「どうして再発しないのだろう」とでも言いたげな顔をされたものです。

というのも、今述べたように私の胃がんが予後の悪いスキルス性だったことに加え、**私が手術を受けること以外にやったことといえば、食生活をがんが活動しにくいと思われるものに変えて、規則正しい生活を心がけるくらいのものだった**からです。

実際、現在も続けている私の1日の過ごし方を33ページに紹介しておきました。

このような食生活がなぜがんをおとなしくさせるのか――その点については第2章以降で詳しく述べていきますが、実際、今も私の胃がんは再発することなく、私自身もピンピンしているのです。

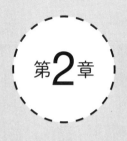

第2章

がんもまた「生活習慣病」にほかならない

がん発症の引き金となるのは「炎症」

「敵を知り己を知れば百戦危うからず」という言葉がありますが、がんは自分の体内で発生した「自己」でもあり「非自己」でもあります。

自分の体内で発生した非自己であるという点で、がんを「敵」と捉えるのは間違いですが、では、自己でもあり非自己でもあるがんは、そもそも何者なのでしょうか。結論から先にいえば、**がんもまた「生活習慣病」にほかならない**、と私は確信しています。

がん細胞は正常細胞が遺伝子変異をきたすことで発生します。そこで、遺伝子変異をもたらす原因、たとえばたばこに含まれるニコチンなどが槍玉に挙げられるわけですが、これまでの私の臨床経験や論文研究などから明らかになってきたのは、「遺伝子変異を引き起こす最大の原因は生活習慣、中でも日々の食生活にある」という事実なのです。

考えてみればヒトの体は食事によって作り上げられていくわけですから、当然といえば当然の話ですが、これをもう少し科学的に嚙み砕いていえば、遺伝子変異は正常細胞やその周辺の微細な細胞環境が悪化することで起こり、それらの微細な細胞環境の良し悪しを決定づけているのが日々の食事である、ということになります。

同時に、微細な細胞環境の良し悪しはがんの発生に関わっているだけではなく、がんが発生した後、がん細胞を活発にするか不活発にするかのメカニズムにも深く関わっていることもまた、わかってきているのです。

実際、私の長年の診療経験から見ても、がんになりやすい人の食生活をはじめとする生活習慣には、次のような特徴が見受けられます。

男性 **肉好き、野菜嫌い、多飲酒、飲酒後の下痢や軟便、喫煙の習慣**

女性 **甘いもの好き（とくに生クリームの多いケーキ類などの洋菓子）、便秘気味、さらには最近の傾向として飲酒や喫煙の習慣**

では、食生活をはじめとする生活習慣によってがんを発症する際、具体的には何が根本的な引き金になるのでしょうか。

実は、２０１４年3月、私は代表理事として一般社団法人「日本がんと炎症・代謝研究会」を設立しています。同研究会では定期的な学術集会や講演会なども開催していますが、同研究会も含めたこれまでの研究によって明らかになってきたことは、「**がんは食生活などの生活習慣に起因する『炎症』から発症してくる**」ということでした。

つまり、分子生物学的にいえば、「がんとは体内の炎症を引き金とした細胞レベルでの代謝異常」ということになるのです。

すべての元凶は「慢性炎症」にあり

では、微細な細胞環境を悪化させ、がん発症の引き金となる「炎症」とは、いったいどのような状態を指すのでしょうか。

実は、炎症には「**急性炎症**」と「**慢性炎症**」の2つが存在します。そして、がんの発症に深く関わっていると考えられているのが慢性炎症です。

炎症は体の中で起きた火事のようなものですが、火災現場には消防士や警察官などが駆けつけ、力を合わせて鎮火作業にあたります。同様に、体の中で炎症が起こると、炎症を鎮静化すべく、白血球に含まれる好中球やリンパ球などが炎症部位に集まってきます。

たとえば、喉に細菌が感染して炎症を起こすと、好中球を中心とした鎮火部隊が駆けつけ、感染した細菌を排除していきます。ただし、このような炎症の多くは一過性のもので、医学的には急性炎症と呼ばれています。

ところが、炎症の中には、すぐには鎮火せず、長期間、燻り続けるものがあります。これが医学的にいう慢性炎症で、この**慢性炎症ががん発症の引き金になるほか、多くの生活習慣病の原因にもなる**のです。

典型例を挙げれば、いわゆる「肥満」です。**肥満は体の中で燻り続ける慢性炎症で、肥満の人がある種のがんにかかりやすいことは、医学的にも証明されている事実です。**しかも、これまたよく知られているように、肥満はメタボリックシンドロームと呼ばれるさまざまな生活習慣病の有力な原因でもあるのです。

実際、私のこれまでの臨床経験に照らしても、たとえば糖尿病などの生活習慣病を基礎疾患に抱える人は、そうでない人に比べて、がんにかかる確率が高い傾向がはっきりと見て取れます。この一事をもってしても、がんと生活習慣病が慢性炎症を仲立ちとして、いかに親和性の高い関係にあるかが、おわかりいただけるのではないでしょうか。

しかも、前述したように慢性炎症はがんの発症に関わっているだけではなく、発症したがんが活発化するメカニズムにも深く関わっているのです。実際、肥満の人はがんにかかる確率が上がるだけではなく、発症したがんの治療効果も低くなってしまいます。

その詳しい理由については後述しますが、一言でいえば、**がんは慢性炎症を引き金として発症するとともに、発症したがんもまた慢性炎症の状態を好む**からです。事実、発症したがんは炎症を調節する体内物質に働きかけて、みずからが住みやすい慢性炎症の状態を保とうとすることが、これまでの研究で明らかになっているのです。

では、慢性炎症はどのようなメカニズムによってがんを発症させていくのでしょうか。以下、そのプロセスを具体的に見ていきましょう。

「がん発症」の驚きのメカニズム

ここでご覧いただきたいのが43ページに掲げた図3です。

図3はヒトの体内で「がん（がん細胞）」が発生する仕組みを表した模式図です。左から右への横軸は慢性炎症によってがんが発生していく時系列を示し、下から上への縦軸は発生したがんが自前でエネルギーを産生していく過程を示しています。また、模式図の最下段は血管を包んでいる間質《かんしつ》（臓器を構成する組織の1つ）、基底膜《きていまく》（間質細胞層と上皮細胞層を隔てる膜）から上は上皮細胞層を示していますが、要は臓器の表面（がんが発生する場所）の断面図と考えていただければけっこうです。

では、血管が張り巡らされたその臓器の表面において、がんはどのように発生していくのでしょうか。やや複雑なメカニズムですので、順を追って説明していきましょう。

ステップ1　食生活の乱れなどによって血管に炎症が起こる

まずは生活習慣の乱れ、中でも食生活の乱れなどによって、間質内の血管が炎症状態に陥っていきます。この場合の炎症とは、主として血管に老廃物が溜まることによって引き起こされる血管壁の肥厚（血管壁が厚くなること）です。

［図3］がんが発生する仕組み

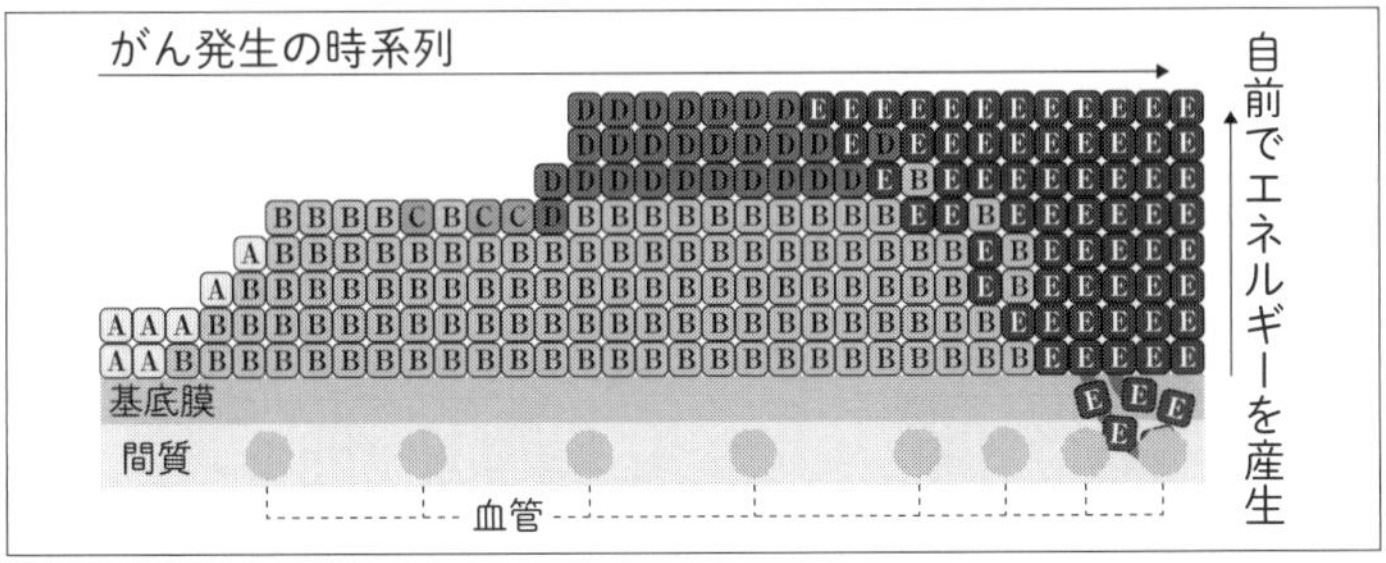

【出典】Robert A. Gatenby and Robert J. Gillies. "Why do cancers have high aerobic glycolysis?" Nature Reviews Cancer Nov.4（2004）:891-899から作成

❶ 食生活の乱れなどによって血管に「炎症」が起こる。この場合の炎症とは、主として血管壁の肥厚（血管壁が厚くなること）を指している。

❷ 血管壁の肥厚によって血管内の血流が低下する。その結果、正常上皮細胞（A）が壊死、脱落して、臓器が「慢性炎症」に陥っていく。

❸ 壊死、脱落した上皮細胞が修復されていく。

❹ 修復が繰り返される過程で上皮細胞の「過増殖（B）」が起こる。

❺ 過増殖によって「酸素不足」と「糖不足」（C）が加速していく。

❻ 酸素不足と糖不足で上皮細胞が「アポトーシス（自滅）」していく。

❼ 一部の上皮細胞の中からわずかな糖を分解（解糖）して自前でエネルギーを産み出す細胞（D）が現れてくる（がん発症へのスイッチがオンになる）。

❽ 解糖による自前のエネルギー産生能力を持つ細胞の中から、細胞周辺環境の酸性化能力を併せ持つ「がん細胞（E）」が誕生する（がんの発症）。

❾ がん細胞が基底膜をすり抜け、血管に入り込んで血流に乗る。そして、血流に乗ったがん細胞が他臓器などに取りつく（転移の成立）。

ステップ2　血管壁の肥厚が臓器の慢性炎症を引き起こす

血管の炎症によって血管壁が肥厚すると、血液の流れる部分が狭くなっていきます。つまり血流が悪くなるわけですが、血流が低下すると、臓器の正常上皮細胞（A）が酸素不足や糖不足に陥っていきます。なぜなら、酸素や糖は血流によって運ばれるからです。

そして、酸素不足や糖不足の結果、一部の正常上皮細胞が死んで落ちていく壊死《えし》や脱落が起こります。この壊死や脱落の典型は「ただれ」で、要するに血流の低下によって臓器が慢性炎症に陥っていくのです。

ステップ3　壊死、脱落した上皮細胞が修復される

しかし、細胞には再生能力があります。この場合も同じで、壊死したり脱落したりした上皮細胞も慢性炎症状態の中で修復されていきます。

ステップ4　修復の過程で上皮細胞の過増殖が起こる

ところが、上皮細胞は修復されるだけではありません。実は、壊死、脱落した上皮細胞の修復が繰り返される過程で、今度は上皮細胞の過増殖（B）が起こってくるのです。

ステップ5　過増殖によって酸素不足と糖不足が加速する

一般に細胞が増殖する際には酸素と糖が必要になります。そのため、慢性炎症状態で酸素と糖が不足していく中、上皮細胞の過増殖が起こると、酸素不足と糖不足（C）がさらに加速していくことになります。

ステップ6　酸素不足と糖不足からアポトーシス（自滅）が起こる

酸素不足と糖不足が著しく進むと、通常、細胞はアポトーシス（自滅）を起こしていきます。この場合の上皮細胞も同じで、兵糧不足から生き延びていくことができなくなるのです。さらにいえば、このようなアポトーシスは細胞内にあるミトコンドリアが崩壊することで起こることが、これまでの研究でわかってきています。

ステップ7　一部の上皮細胞が自前でエネルギーを産生し始める

ところが、上皮細胞がアポトーシスしていく中、一部の上皮細胞の中から自前でエネルギーを産生し始める細胞（D）が現れてきます。どのようにしてエネルギーを産生するのかといえば、酸素不足状態の中でわずかな糖を分解し、一部を生存のためのエネルギーに変え、一部を分裂の際の材料として使い始めるのです。

いうなれば、これが「がん発症」の始まりです。そして、私は酸素不足と糖不足の中で起こるこのような変化を「スイッチがオンになる」と表現しています。

先ほど細胞のアポトーシスは細胞内にあるミトコンドリアの崩壊によって起こると説明しましたが、これは細胞核がミトコンドリアに対して「自滅せよ」との信号を発する結果だとされています。このように、通常、ミトコンドリアは細胞核の支配下にありますが、スイッチがオンになると、今度はミトコンドリアが細胞核を支配し始めるのです。

つまり、ミトコンドリアが細胞核に対して「自前でエネルギーを産生せよ」との命令を送ることで、一部の上皮細胞が酸素不足の中でわずかな糖を分解して生き延びていく能力を獲得していくのです。そして、細胞核とミトコンドリアの支配関係が逆転してしまうことから、この命令は分子生物学の世界で「逆行性信号」と呼ばれています。

ステップ8　細胞周辺環境の酸性化能力を併せ持つ「がん細胞」が誕生する

このように逆行性信号による代謝異常によってスイッチがオンになりますが、オンになっただけではまだ「がんを発症した」ということはできません。

というのも、右のような自前でエネルギーを産生する上皮細胞が出現する過程で、さらに一部の上皮細胞の中から「細胞の内側をアルカリ性に保つと同時に細胞の外側を酸性化する能力」を獲得する細胞が現れてくるからです。

実は、近年の分子生物学研究によって、「分裂する細胞の内側はすべからくアルカリ性に保たれている」という、興味深い事実が明らかになってきています。なぜ細胞の内側がアルカリ性に保たれていなければならないかというと、アルカリ性に維持された細胞の内側と酸性化された細胞の外側との電位差によってもエネルギーを産み出すことができるからです。

つまり、酸素不足と糖不足の状況下で自前のエネルギーを産生する能力を持つ上皮細胞が現れ、それらの上皮細胞がさらに細胞の内側と外側との電位差によってもエネルギーを産生する能力を獲得して初めて、「がんを発症した」ということができるのです。言い換えれば、がん細胞（E）は「解糖」と「電位差」による2つのエネルギー産生能力を併せ持った特殊な細胞ということになるのです。

ステップ9　誕生したがん細胞が血管に入り込み血流に乗っていく

そして、このようにして誕生したがん細胞の中から可動能力を持つ細胞が出現してきます。この場合の可動能力とは、基底膜をすり抜け、血管に入り込んで、血流に乗る能力のことで、この可動能力によっていわゆる転移が起こってくるのです。

以上が「がん発症」のプロセスとメカニズムですが、では「自前で生きることを選択させられた細胞」ともいえるがん細胞は、ヒトの体内でどのようなふるまいをしているのでしょうか。以下では、がん細胞の発生、分裂（増殖）、転移などに関わるそのふるまいを具体的に見ていくことにしましょう。

ブドウ糖をエネルギーに変える特殊な方法

まず知っておいていただきたいのは、がん細胞と正常細胞（定常状態の細胞）とではエネルギー（学問的にいえばＡＴＰ）の産み出し方に大きな違いがあるという点です。

がん細胞も正常細胞もブドウ糖をエネルギー源にしているという点では同じですが、ブドウ糖からエネルギーを産み出していくプロセスが大きく異なっているのです。

どういうことかというと、**正常細胞**はブドウ糖を分解（解糖）した後に、細胞内のミトコンドリアという器官に酸素を取り込み、その取り込んだ酸素を使ってエネルギーを産み出しています。

これに対して、**がん細胞**は生として酸素を使わずにブドウ糖を分解（解糖）した段階でのエネルギー産生を行っています。このような解糖のやり方は専門用語で「ワールブルグ効果」と呼ばれていますが、がん細胞はたとえ酸素濃度が高い条件下においても、このような特殊な解糖系を使ってブドウ糖からエネルギーを産み出しているのです。

そのため、がん細胞にはブドウ糖を取り込むための専用の装置が正常細胞よりもはるかに多く発現しています。そして、この著しい特徴は、前述したような一部の上皮細胞ががん発症の過程で獲得する最初の特殊能力、すなわちわずかな糖を分解して自前のエネルギーを産生したり、分裂のための材料に使用したりする能力に由来しているものと考えられています。

では、がん細胞はなぜこのような特殊な方法でエネルギーを産み出しているのでしょうか。実は、これには3つの理由があります。

第1は、発症したがんが成長していくためには、すなわちがん細胞が分裂（増殖）していくためには、エネルギーの急速な産生が不可欠だからです。

先ほど述べたように、正常細胞は血液から取り込んだ酸素を使ってエネルギー変換を行っています。ところが、酸素を使ったミトコンドリア内でのこの方法でエネルギーを産み出すには酸素を使わない場合に比べて100倍もの時間がかかってしまうことに加え、とりわけ発生してからしばらくの間のがん細胞の周辺組織には十分な酸素を送り届けてくれる血管網が正常細胞ほどには発達していません。

そのため、がん細胞は酸素を使わずにブドウ糖から効率よくエネルギーを産み出す解糖という特殊な仕組みを利用して分裂（増殖）していくのです。

第2は、がん細胞が分裂（増殖）していく時に必要となる原料を作り出すためです。

がん細胞がブドウ糖からエネルギーを産生する際、ブドウ糖は複雑な代謝を経て姿を変えていきます。そして、がん細胞はこのようにして作り出されたさまざまな分子を駆使して、分裂によって新たに誕生したがん細胞を構成する原料、たとえば細胞壁などを形成する材料にしているのです。

第3は、次世代の細胞を作る化学反応を調整するためです。

もともとがん細胞は正常細胞に比べて分裂の盛んな細胞であり、その結果、正常細胞よりも活発な酸化還元反応を行っています。そのため、がん細胞はブドウ糖代謝によって得た物質を使い、酸化還元反応の働きを調整して分裂しやすい環境を整えているのです。

ブドウ糖から効率よくエネルギーを産生するとともに、分裂によって新たに誕生したがん細胞を形成する原料を調達し、さらには次世代の細胞を作るための酸化還元反応の働きを調整する――。がん細胞がブドウ糖をエネルギー源として行うこのふるまいは、第3章以降で述べる「がんをおとなしくさせるための治療戦略」にも直結する事柄ですので、ぜひともここでしっかりと頭に入れておいてください。

がん細胞の住環境を整えるのは塩分!?

今述べたように、正常細胞が酸素を使ってブドウ糖を分解しているのに対して、がん細胞は酸素を使わずにブドウ糖を分解していますが、がん細胞がこのような特殊な解糖を行っていることには別の利点も存在します。

というのも、このような特殊な解糖による代謝の結果として、がん細胞周辺の細胞環境が酸性化してくるからです。そして、**がん細胞は周辺環境を酸性化することによって自身が活動、成長しやすい環境を整えている**のですが、実は、**ブドウ糖はがん細胞が好むこの酸性環境の形成に一役も二役も買っている**のです。

どういうことかというと、がん細胞によって取り込まれたブドウ糖は最終的には乳酸という酸に変換されていきます。そして、がん細胞は水素イオンそのものである酸（プロトン）を細胞の外に排出し、周辺の細胞環境をアルカリ性ではなく酸性に保つことによって、増殖や転移などに都合のいい住環境を作り上げているのです。

ただし、ブドウ糖だけでは周辺環境の酸性化は起こりません。そこで新たに登場してくるのが**塩分（ナトリウム）**です。

実は、がん細胞は「ナトリウム・プロトンポンプ」と呼ばれる装置を数多く備えています。すなわち、がん細胞はこのポンプを使ってまずは塩分（ナトリウム）を取り込み、取り込んだ塩分（ナトリウム）をブドウ糖から変換した酸（プロトン）と交換し、水素イオンそのものである酸（プロトン）を細胞の外に排出することによって、がん細胞周辺の微細環境を酸性に維持しているのです。

つまり、**がん細胞はブドウ糖からエネルギー変換した酸（プロトン）と、ブドウ糖とは別に取り込んだ塩分（ナトリウム）を巧みに交換することで、自身が活動、成長していくために不可欠な住環境を作り上げている**のです。

そこで思い出していただきたいのが、一部の上皮細胞がわずかな糖分から自前のエネルギーを産生する能力を獲得し、さらにその中から細胞の内側と外側の電位差からエネルギーを産生する上皮細胞が出現してくるという、がん発症のメカニズムです。

前述したように、この電位差は細胞の内側がアルカリ性、外側が酸性であることによって生じます。そして、右に挙げた2つのエネルギー産生能力を獲得することによって誕生したがん細胞もまた、ブドウ糖を主たるエネルギー源として取り込み、酸（プロトン）と塩分（ナトリウム）をポンプで交換することによって、がん細胞の内側をアルカリ性、外側を酸性に保っているのです。

そして、地球上の生命は酸性の海水から生まれたという事実に思いを巡らせるならば、近年の分子生物学研究によって明らかになってきたこれらの仕組みは、すでに生命誕生の時点から宿命づけられていたのではないかとすら思えてくるのです。

いずれにせよ、この仕組みもまた後述する治療戦略に直結する事柄ですので、やはりしっかりと頭に入れておいてください。

「がん」を勢いづかせるｍＴＯＲ《エムトール》の亢進《こうしん》

ブドウ糖とナトリウムを巧みに操って生き延びていくがん細胞はまた、ｍＴＯＲ《エムトール》(mammalian target of rapamycin)と呼ばれる物質の助けを借りて勢いを増していきます。

ｍＴＯＲはヒトの体内で正常細胞の分裂や成長を適切にコントロールしています。ところが、がんを発症してｍＴＯＲの働きが亢進されていくと、がん細胞の分裂や成長も活発になっていくのです。

がん細胞の分裂や成長が活発になるということは、がんが増殖を繰り返して勢いを増すということです。

では、mTORの働きはどのような場合に亢進されるのでしょうか。

実は、この時、カギを握ることになるのが2つの体内物質、すなわち「**インスリン**」と「**IGF－1（インスリン様成長因子）**」です。つまり、インスリンとIGF－1が体内に過剰にあると、mTORの働きが著しく亢進されて、がん細胞を勢いづかせていくのです。

では、インスリンとIGF－1は、どのような場合に過剰な状態になるのでしょうか。まずは**インスリン**から説明していきましょう。

ご存じのように、食事をすると血糖値が上がります。そして、血糖値が上昇すると膵臓からインスリンが分泌され、一時的に上昇した血糖値を正常な値にまで戻していきます。

ところが、たとえば糖そのものである甘味品の類、あるいはすぐに糖へと変化する炭水化物類などを取り過ぎると、当然のことながら血糖値は急激に上昇し、その分だけインスリンの分泌量も増えていきます。そして、このような食生活を続けていると、**常に**

インスリン過剰の状態となり、ｍＴＯＲの働きが連続的な亢進状態となって、がん細胞の分裂や成長が活発になってしまうのです。

また、食べ過ぎによって肥満や糖尿病になると、インスリン耐性と呼ばれる状態に陥ります。これはインスリンが効きにくくなった状態のことで、その結果、血糖値を下げるためにより多くのインスリンが分泌されます。そして、このような状態が慢性化すると右と同様のことが起こりますが、肥満や糖尿病はがんを勢いづかせるだけでなく、がん発症の原因にもなることが医学的に証明されているのです。

一方、**ＩＧＦ－１**は主に肝臓で作られるホルモンですが、ＩＧＦ－１にはインスリンに似た作用のほか、細胞の分裂や成長を著しく促進する直接作用があります。しかも、ＩＧＦ－１は正常細胞だけではなく、**がん細胞の分裂や成長も著しく促進する**のです。

そのＩＧＦ－１は**乳製品に多く含まれています**。仔牛が乳を飲んで短期間にみるみる成長していくことを想像すれば、乳製品に含まれるＩＧＦ－１が細胞の分裂や成長をいかに促進するかが、おわかりになるのではないでしょうか。

このようにＩＧＦ－１もまたインスリンと同じくｍＴＯＲの働きを亢進させるほか、

ＩＧＦ－１に特有の直接作用によってもがんを勢いづかせてしまうのです。そして、この点もまた、後述する「がんをおとなしくさせるための治療戦略」の要となるポイントの１つになってきますので、ぜひとも記憶に留めておいてください。

慢性炎症が「がん」を変質させていく

ここまでは「がん発症のプロセスとメカニズム」「がん細胞の分裂（増殖）に関わるふるまい」などについて述べてきましたが、がん細胞が持つ摩訶不思議な特徴はこれだけではありません。

たとえば、「転移」です。この点については「がん発症のプロセスとメカニズム」の最後でも触れましたが、なぜがん細胞は基底膜をすり抜け、血管に入り込んで血流に乗り、ほかの臓器などに取りついて、無秩序に増殖していくのでしょうか。

実は、がん細胞の持つこの性質にはＥＭＴ（上皮間葉転換）という現象が深く関わっています。ＥＭＴは細胞の性質が上皮系から間葉系に変化することですが、**がん細胞はこのＥＭＴによって性質を変えながら増殖していく**のです。

正常細胞は臓器の中に規則正しく配置され、通常、臓器を離れたりすることはありません。つまり、上皮系細胞は別の上皮系細胞としっかりとくっつき、相互の位置関係もはっきりとした状態で安定しています。

ところが、運動能力がきわめて高い間葉系細胞は、別の場所へふらふらと移動することができます。そして、がん細胞は上皮系から間葉系へと性質を変えることで、他臓器などへの浸潤や転移（再発も含めて）が可能になるのです。また、このＥＭＴには血小板が深く関わっていることもわかっています。

しかも、ＥＭＴによるがん細胞の変質はこれだけではありません。

たとえば、抗がん剤治療後に、がんが急激に暴れ出すことがあります。すでに何度か指摘したリバウンドという現象ですが、「がん細胞は抗がん剤から自分の身を守るため、ＥＭＴによって抗がん剤耐性を獲得していく」ということが、近年の研究によって明らかになってきているのです。

では、何がEMTを引き起こすのでしょうか。実は、その有力な要因と考えられているのが、「がん発症の元凶」として指摘した「慢性炎症」なのです。

話は少しそれますが、抗がん剤治療を受けている末期のがん患者さんが亡くなる直前には、体内の炎症度合を示すCRP（C反応性蛋白《たんぱく》）の値が急激に上昇してきます。そして、この時、多くの医者は「感染症を合併したからだろう」と考え、抗がん剤に加えて抗生剤を点滴し始めます。

しかし、このような場合に必要な本当の処置は、炎症を引き起こしている抗がん剤による治療を中止ないしは減らし、第3章以降で述べるような炎症を鎮静化させる治療を開始することなのです。なぜなら、今述べたように、ほかならぬ**慢性炎症がEMTを引き起こし、がん細胞はEMTによって浸潤や転移の能力、さらには抗がん剤に対する耐性能力まで獲得してしまう**からです。

このような観点からも、がんの発症や成長を抑制するには慢性炎症に陥らないことがすべての出発点になる、ということがおわかりいただけるのではないでしょうか。

［図4］**体内でがん細胞は何をしているのか**

◎**ブドウ糖**をエネルギーに変える

◎**塩分**を取り込んで住環境を整える

◎**mTOR**の亢進で活発に分裂・成長する

◎**慢性炎症**などが引き起こしたEMTによって、
性質を変えながら増殖していく

「がん免疫」とは何か

第2章の最後に「がんと免疫」の関係についても少し触れておきます。

ヒトの体には「自分とは異なる異物」を排除する免疫システムが備わっています。自分と異なる異物とは、たとえば感染症を引き起こす細菌やウイルス、あるいは自分が作り出した異常細胞であるがん細胞などです。

実は、ヒトの体内では1日につき数千から1万を超える数の異常細胞が誕生しているとされています。ヒトの体を構成している細胞数は60兆個にも上るとされていますが、数千から1万を超える数の異常細胞が日々誕生したとしても、免疫システムが正常に機能していれば、異常細胞は免疫システムによって次々と排除され、がんを発症することはないと考えられているのです。

この時、がん細胞に攻撃を仕掛けるのが白血球に属する**キラーT細胞**や**NK（ナチュラルキラー）細胞**などの免疫細胞ですが、**何らかの理由で免疫力が低下した状態に陥ると、この免疫システムががん細胞に突破され、がんを発症することになります。**

そのため、からすま和田クリニックでは、患者さんが希望すれば、低下した免疫力を回復させる丸山ワクチンなどを使用することもあります。実際、食生活の改善と丸山ワクチンを組み合わせることで、劇的寛解を得ている患者さんも数多くおられます。

ちなみに、免疫力を低下させる理由は疲労やストレスなどさまざまですが、前述した慢性炎症もまた有力な理由の1つとされています。

また、慢性炎症の弊害については、2018年のノーベル医学生理学賞で注目を浴びた免疫チェックポイント阻害剤による治療でも指摘されています。

免疫細胞の表面にはPD－1と呼ばれる分子、がん細胞の表面にはPD－L1と呼ばれる分子が発現しています。そして、がんを発症すると、がん細胞はみずからのPD－L1をPD－1に結合させ、がん細胞に対する免疫細胞の攻撃能力を抑え込んでしまうことがわかってきました。

免疫チェックポイント阻害剤はこの結合を阻害し、免疫細胞の攻撃能力を回復させる薬ですが、実は、免疫チェックポイント阻害剤はＣＲＰ（Ｃ反応性蛋白）の値が低いほど、すなわち体内における炎症の度合いが低いほどよく効く、ということが臨床の現場でいわれ始めています。逆にいえば炎症の度合いが高いと効きづらいということですから、まさに「**慢性炎症、恐るべし**」なのです。

いずれにしても、がんと免疫の関係でいえば、まずは免疫力を高く保ってがんを発症させないこと、そして不幸にしてがんを発症してしまったとしても、やはり免疫力を高く保ってがんを勢いづかせないことが、重要なポイントになってくるのです。

第3章

がんが住みにくい体をつくる「治療戦略」と「治療戦術」

「がんの性質」を逆手に取るべし

前章（第2章）では、がん（がん細胞）の発生から分裂（増殖）、そして転移などへといたるプロセスやメカニズムを詳しく解説しました。そこから見えてきた「がんの性質」を整理すると以下の6点になります。

①がんは慢性炎症を引き金として発症する
②がんは解糖系を使ってブドウ糖をエネルギーに変える
③がんは塩分（ナトリウム）を取り込んで周辺細胞環境を酸性化する
④インスリンやＩＧＦ－１（インスリン様成長因子）の過剰ががんを勢いづかせる
⑤がんは次世代の細胞をつくるため、さまざまな化学反応を調節している

⑥免疫力の低下ががんを発症、増殖させていく

では、このような性質を持つ「がん」の発症を防いだり、「発症したがん」を鎮めたりするには、どうすればいいのでしょうか。

答えは簡単にして明瞭です。がんがこのような性質を持っているのであれば、これらの性質を逆手に取ってがんが住みにくい体をつくること、これに尽きるのです。

では、がんが住みにくい体をつくるには、どうすればいいのでしょうか。

これまた答えは簡単にして明瞭です。第2章で指摘したように、がん細胞は正常細胞の遺伝子が変異することで発生しますが、遺伝子変異を引き起こす最大の原因は生活習慣、中でも日々の食事にあるからです。つまり、右に挙げた①から⑥の性質を逆手に取った、がんが嫌がる食生活を実践すれば、がんはおのずとおとなしくなるのです。

標準がん治療とされている手術、抗がん剤治療、放射線治療の3大治療は、手術でがんを物理的に取り除く治療、あるいは抗がん剤や放射線でがんを徹底的に叩く治療です。もちろん3大治療で治癒や一時的な寛解（病勢が進行せず安定している状態）が得

られることはありますが、第1章で述べたように約4割の患者さんは治癒不能と宣告されて不幸な転帰を取ることになるのです。

これに対し、私が提唱、実践している「がんが住みにくい体をつくる治療」は、がんが発症したり分裂(増殖)したり転移(再発)したりする「原因」に働きかけて、劇的寛解(標準がん治療ではおよそ考えられない寛解状態が長く続くこと)を目指す治療です。しかも、治療の中心となるのは「食生活の改善」であるため、患者さんのQOL(クオリティ・オブ・ライフ＝生活の質)もきわめて高く保たれるのです。

それでは、がんが住みにくい体をつくる治療とは、具体的にどのような治療なのでしょうか。その中心をなす「がんをおとなしくさせる食事術」の詳細については第4章に譲るとして、ここではがんが住みにくい体をつくるための「治療戦略」と「治療戦術」について解説していくことにしましょう。

がんが住みにくい体をつくる「6つの治療戦略」

まずは言葉の定義について説明しておきます。

以下で述べる「治療戦略」とは「治療の全体的かつ基本的な考え方」、「治療戦術」とは「治療戦略を具体化する方法」を意味しています。つまり、まずは基本的な治療戦略があり、次に具体的な治療戦術がある、ということです。

その上で「がんが住みにくい体をつくる治療戦略」についていえば、これには前項に挙げた①から⑥の「がんの性質」を逆手に取った6つの戦略があります。言い換えれば、以下に示すような「がんが嫌う6つの治療戦略」です。

治療戦略１　がん細胞に活動のための兵糧をなるべく与えない

治療戦略1は「がんの性質②」を逆手に取った戦略です。

第2章で述べたように、がん（がん細胞）は酸素を使わない解糖系を駆使してブドウ糖をエネルギーに変えます。そのためがん細胞にはブドウ糖を取り込むための装置が正常細胞の10倍以上も備えられていますが、要するにがん細胞に兵糧、すなわちエネルギー源となるブドウ糖をなるべく与えないこと、具体的には後述する血糖値の上昇を緩やかにする糖質の取り方が重要になってきます。

がん細胞がブドウ糖をエネルギー源にしていることは、ＰＥＴ（陽電子放射断層撮影）検査の仕組みからも明らかです。

ＰＥＴ検査はブドウ糖に似た物質（ブドウ糖変異体）を静脈注射し、それを取り込んだがん細胞を画像上で確認（取り込んだ部分が光る）する検査です。つまり、ＰＥＴ検査はがん細胞がブドウ糖を兵糧として多量に取り込む性質を利用した検査方法なのです。

したがって、がんが住みにくい体をつくるには、糖そのもの（甘味類）、体内で糖に変わるもの（炭水化物類）などの摂取を控えることがポイントになります。

ただし、これまた第2章で述べたように正常細胞もまたブドウ糖をエネルギー源にしており、ブドウ糖はヒトが生きていくために必要な栄養素でもあるのです。ならば、どうすればいいのでしょうか。

実は、がん細胞は必要量を超えて摂取されたブドウ糖を主として取り込みます。したがって、日々の食事で必要量以上のブドウ糖を取らないことが肝心になりますが、その具体的な方法などについては第4章の食事術のところで説明します。

治療戦略2　がん細胞周辺の微細環境を酸性からアルカリ性に変える

治療戦略2は「**がんの性質③**」を逆手に取った戦略です。

がん細胞には「ナトリウム・プロトンポンプ」と呼ばれる装置が数多く備えられています。そして、がん細胞はこのナトリウム・プロトンポンプを使って塩分（ナトリウム）を取り込み、取り込んだ塩分（ナトリウム）をブドウ糖から変換した酸（プロトン）と交換し、水素イオンそのものである酸（プロトン）を細胞の外に排出することによって、がん細胞周辺の微細環境を自身が活動しやすい酸性に維持しているのです。

なぜ酸（プロトン）が細胞外に排出されるとそこが酸性に傾くのかといえば、酸性かアルカリ性かは水素イオンの多い少ないで決まるからです。そして、水素イオンの濃度が高ければ高いほど酸性度は増していくからです。

したがって、がん細胞が活動しにくい体に変えるためには、治療戦略1のブドウ糖とともに治療戦略2の塩分（ナトリウム）の摂取をなるべく控え、がん細胞周辺の微細環境を酸性からアルカリ性に変えることが重要になってくるのです。

ただし、ブドウ糖と同様、塩分（ナトリウム）もまたヒトが生きていくためには必要不可欠なものです。この点は、塩と水があれば、しばらくの間、ヒトは生きていける、という事実からも、おわかりいただけるのではないでしょうか。

ならば、どれくらいの加減で塩分（ナトリウム）を控えればいいのか。この点についてはやはり第4章で解説しますが、ここでは「がんが住みにくい体をつくるにはブドウ糖と塩分（ナトリウム）の摂取を控えることが肝心」と覚えておいてください。

治療戦略3　がん細胞に成長促進のための環境や物質を与えない

治療戦略3は「**がんの性質④**」を逆手に取った戦略です。
がん細胞はmTOR《エムトール》の亢進によって勢いづきます。そして、mTORを亢進させる2大原因が「インスリンの過剰」と「IGF－1（インスリン様成長因子）の過剰」にあることは第2章で指摘しました。

したがって、がんを勢いづかせないためにはまず、インスリンを過剰に分泌させないことが重要になります。そのためには血糖値を急激に上昇させないことがポイントになってきますが（血糖値が上昇すると膵臓からインスリンが分泌される）、治療戦略1で指摘した消化、吸収されやすい形の甘味類や炭水化物類などはまさに血糖値を急上昇させる食べ物なのです。

また、血糖値を急上昇させる食生活を続けていくと、インスリン耐性と呼ばれる状態に陥っていきます。これはインスリンが効きにくくなった状態のことで、その結果、血糖値を下げるためにより多くのインスリンが分泌されるようになります。

そして、その先に待っているのが糖尿病です。実際、私のクリニックでも糖尿病を基礎疾患に抱えるがんの患者さんは非常に多く、原因を質せば糖尿病にかかるような食生活ががんを引き起こしたと考えられるのです。

一方、ＩＧＦ－１はｍＴＯＲを亢進するだけではなく、がん細胞の分裂（増殖）を直接的に促進します。なぜなら、ＩＧＦ－１はインスリンに似た作用を持つと同時に、強力な成長ホルモンでもあるからです。

ＩＧＦ－１がインスリン様成長因子とされているのもそのためですが、第２章で指摘したようにＩＧＦ－１は牛乳に多く含まれています。したがって、少なくともがんを発症した場合には、乳製品の摂取を避ける必要があるのです。

治療戦略４　がん発症の根本原因とされる慢性炎症を鎮める

治療戦略４は「**がんの性質①**」を逆手に取った戦略です。

第２章で詳しく解説したように、がんは血管の炎症によって引き起こされる臓器の慢性炎症から発症します。つまり、慢性炎症こそ諸悪の根源なのです。

しかも、慢性炎症はがんを発症させるだけではありません。これまた第２章で指摘したように、慢性炎症は他臓器などへのがんの浸潤や転移（再発も含めて）にも深く関わっているのです。

がん細胞が基底膜や血管をすり抜けて血流に乗り、他臓器などに取りついて無秩序に増殖していくのは、ＥＭＴ（上皮間葉転換）と呼ばれる現象によって、がん細胞の性質が変わってしまうからです。そして、このＥＭＴを引き起こす大きな要因と考えられているのが慢性炎症なのです。

したがって、がんの根を断つという意味でも、体を慢性炎症に陥らせないことが重要になってきます。その際、中でもポイントとなるのが慢性炎症の典型とされる肥満に陥らせないことですが、肥満をもたらす最大の原因が日々の食生活にあることはあらためて説明する必要はないでしょう。

さらにいえば、不幸にしてがんを発症してしまった場合には、より戦略的かつ積極的な手立ても必要になってきます。

実は、慢性炎症を鎮める際のカギを握る物質にＮＦ－κＢ《エヌ・エフ・カッパー・ビー》があります。ＮＦ－κＢは細胞環境の慢性炎症を発生、増悪させる生理活性物質（さまざまな生体内反応を制御する化学物質の総称）ですが、がん細胞が好むこの細胞環境を改善するにはＮＦ－κＢと特異的に結合する成分の摂取が有効になってきます。

たとえばパルテノライドはＮＦ－κＢに特異的に結合してその働きを抑制する成分として知られていますが、パルテノライドを含むハーブ類などについては第４章の「がんをおとなしくさせる食事術」のところで紹介します。

治療戦略５　次世代の細胞をつくるための脂肪酸を合成させない

治療戦略５は「**がんの性質⑤**」を逆手に取った戦略です。

第２章では、がん細胞は正常細胞に比べて分裂（増殖）の盛んな細胞であり、その結果、正常細胞よりも活発な酸化還元反応を行っていることを述べました。しかし、がん細胞が次世代の細胞をつくるために行っている化学反応はこれだけではありません。

中でも、前述したＩＧＦ－１とともに、がん細胞の分裂を著しく促進する物質とされているのが脂肪酸です。

脂肪酸はがん細胞が次世代の細胞を次々と産み出していく際の細胞膜の形成に使われ

る原材料で、がん細胞は分裂に必要な脂肪酸の実に9割以上を自前で合成していることがわかってきています。がん細胞は前述したブドウ糖を解糖する際の代謝物から脂肪酸を合成しますが、とりわけω《オメガ》－6系脂肪酸はがん細胞の分裂、そして慢性炎症を著しく促進する脂肪酸として知られています。

したがって、がん細胞に次世代の細胞をつくるための脂肪酸を合成させないことがポイントになってきますが、そのためには脂肪酸合成酵素と呼ばれる物質の働きを抑え込むのが効果的とされています。

中でもトリテルペノイドなどの生理活性物質は脂肪酸合成酵素の働きを効率的に抑制することで知られていますが、このトリテルペノイドを多く含む食品についてはやはり第4章の食事術のところで紹介します。

治療戦略6　免疫力を高めて「がん」の発症や成長を抑止する

治療戦略6は「**がんの性質⑥**」を逆手に取った戦略です。

第2章で指摘したように、ヒトの体内では1日につき数千から1万を超える数のがん細胞が誕生しているとされています。にもかかわらずヒトがそうたやすくがんにかからないのは、生まれながらに備わっている免疫システムによって、次々と誕生してくるがん細胞が排除されているからです。

ところが、何らかの理由で免疫力が低下した状態に陥ると、この免疫システムががん細胞に突破され、がんを発症することになります。免疫力を低下させる理由は疲労やストレスなどのほか、前述した慢性炎症も有力な理由の1つとされていますが、免疫力の低下はがんの発症だけではなく、がんの分裂（増殖）にも深く関わっています。

したがって、がんの発症そのものを予防するためには、また、発症してしまったがんを暴れさせないためには、免疫力を低下させないこと、すなわち免疫力を高く保つことが、重要な戦略の1つになってきます。

それには免疫を賦活《ふかつ》する成分を豊富に含むきのこ類などを摂取することも有力な手段になりますが、このきのこ類も含めて免疫賦活成分を多く有する食品については第4章に譲るとして、ここでは丸山ワクチンについて述べておくことにしましょう。

丸山ワクチンは1944年に創薬された免疫賦活剤で、現在、厚生労働省認可の有償治験薬として使用が認められており、丸山ワクチンを標準がん治療と併用しても何ら問題がないこともわかっています。

ちなみに、丸山ワクチンには低下した免疫力を回復させる免疫賦活剤としての作用とともに、暴走した免疫システムを正常に戻す免疫調整剤としての作用があることも知られています（丸山ワクチンは免疫暴走によって引き起こされる膠原《こうげん》病などの自己免疫疾患にも著効を示すとの報告があります）。

また、丸山ワクチンには抗がん剤治療や放射線治療によって発現する副作用を軽減する作用、とくに白血球を産生する骨髄が破壊されることで起こる免疫力の低下を回復する作用もあります。実際、丸山ワクチンの濃度を高めたアンサー20という薬剤が放射線障害を抑制する保険医療薬として認可されており、さらに丸山ワクチンそのものの投与（皮下注射）によって問題となる副作用が発現することも皆無であることから、丸山ワクチンはがん治療のあらゆる局面において有力な武器になり得るのです。

実際、からすま和田クリニックでも、食生活の改善と丸山ワクチンの投与を組み合わせることで治癒または寛解を得た患者さんが５００人以上（開設以来、当院を受診され

がん細胞に対する
6つの治療戦略

◎兵糧を絶つ

◎周辺の環境をアルカリ化

◎成長を促進する環境や物質を与えない

◎慢性炎症を鎮める

◎脂肪酸の合成を防ぐ

◎免疫力を高める

↓

5つの治療戦術（p89）

た患者さんの延べ数は３０００人以上）もおられます。また、丸山ワクチンを投与することで標準がん治療の効果が高まるケースも数多く経験しています。

以上が「がんが住みにくい体をつくる６つの治療戦略」の概略ですが、前述したように治療戦略にはこれを具体化するための「治療戦術」が必要になってきます。そこで、以下では私が実践している「治療戦術」について述べていくことにしましょう。

６つの治療戦略を具体化する「治療戦術」と「目標値」

実は、今述べた「６つの治療戦略」を具体化していく際、「治療戦術」として必要不可欠になってくるのが、がんが住みにくい体をつくるための「目標値」です。中でも、私が最も重要視しているのが、以下に示す５つの治療戦術と目標値です。

治療戦術1　尿pH値を7・5から8以上に維持する

がん細胞は細胞周辺の微細環境を酸性化することで自身が生きやすく活動しやすい環境を作り上げています。したがって、がん細胞が好む微細環境を酸性からアルカリ性に変えることが重要な治療戦略になりますが、現在の医療技術ではがん細胞周辺の微細環境のpH（ペーハー。水素イオン指数）を測定することはできません。

そこで登場してくるのが尿pH値です。尿pHは微細環境のpHそのものではありませんが、尿pH値は微細環境のpH値を反映する指標と考えられているからです。

がん細胞周辺の微細環境を酸性からアルカリ性に変える方法には、食生活の改善（アルカリ化食）のほかにもありますが、それらの方法についてはやはり第4章の食事術に譲るとして、ここでは尿pH値をどれくらいの値に維持すればいいのか、まずはその目標値について説明しておくことにします。

pH値は7が中性とされ、7を下回れば酸性、7を上回ればアルカリ性に傾いていきます。したがって、がん細胞周辺の微細環境をアルカリ性に保つには尿pH値を7より上に維持することが必要になってきますが、からすま和田クリニックでは少なくとも尿pH値

7・5以上、できれば8以上に維持することを目標にしています。

がん細胞の外側をなぜアルカリ性に維持しなければならないかといえば、がん細胞の内側もまたアルカリ性に維持されているからです。つまり、第2章で述べたように、がん細胞の外側と内側との電位差がなくなることによって、がん細胞の活性や代謝などのレベルが低下していくわけです。

以上のことから、当院では診察のたびに尿pH値をチェックし、目標値に達していない場合には改善策を指示する、という独自の治療を実施しています。

治療戦術2　CRP値を0・05以下に維持する

慢性炎症ががんの発症、分裂（増殖）、転移（再発）を促す諸悪の根源であることはすでに何度も指摘しました。では、体内の慢性炎症の度合いを知り、治療にフィードバックさせるには、どうすればいいのでしょうか。

そこで登場するのがCRP（C反応性蛋白）の値です。CRPは肝臓で合成されるたんぱくですが、感染やケガなどによって体内で炎症が起こると、CRPの値が上昇してきます。つまり、CRP値は体内の炎症の度合いを示す指標なのです。また、最近の研究では、CRPそのものが後述する好中球を刺激して慢性炎症をさらに悪化させる可能性があることもわかってきています。

では、がんの発症、分裂、転移などを抑制するためには、CRP値をどれくらいの値に維持すればいいのでしょうか。

健康な人のCRP値は1デシリットルあたり0・3ミリグラム程度ですが、がんを発症した場合、通常のこの値では治療効果は得られません。そこで、からすま和田クリニックでは、通常値の6分の1にあたるCRP値0・05以下を目標値として設定しています。

標準がん治療ではCRP値に関心が払われることはほとんどありません。しかし、私は「慢性炎症こそ根本原因」との考え方から、診察のたびに患者さんのCRP値をチェックし、その後の治療戦術にフィードバックさせているのです。

治療戦術3　N／L比を1・5以下に維持する

免疫力はがんの発症や成長などに深く関わっています。そのため免疫力を高める治療戦術が重要になってきますが、免疫力を判定するにはどうすればいいのでしょうか。

この場合、私が最も重要視しているのが白血球に属する好中球とリンパ球です。

好中球は細菌や炎症などに対処するための顆粒球ですが、好中球が増えすぎた場合、逆に炎症を促進して、がんを進行させることになります。一方、リンパ球はがん細胞を攻撃する免疫細胞（キラーT細胞、ナチュラルキラー細胞など）ですが、ここでポイントになってくるのが好中球（N）とリンパ球（L）のバランス、すなわちN／L比（リンパ球に対する好中球の割合）です。

ならばがん治療の場合に目標とすべきN／L比はどれくらいの値になるのかといえば、これまでの臨床経験や論文研究などの結果、からすま和田クリニックではN／L比1・5以下を目標値として設定しています。実際、N／L比が1・5以下に達してくると、多くの場合、がんはおとなしくなってくるのです。

ちなみに、ベースとなるリンパ球の数は血液1マイクロリットルあたり2000程度あれば良好な状態といえます。また、白血球の数は多ければ多いほどいいというわけではありませんが、血液1マイクロリットルあたり5000以上ないしは6000以上が目標値になります。

治療戦術4　腫瘍マーカー値を注意深く監視する

がんが縮小したか、増大したか、不変のままかなど、治療の効果を確認するためには、CT（コンピュータ断層撮影）検査による画像チェックなどのほか、血液検査で腫瘍マーカーの値を注意深く監視していくことも必要になります。

腫瘍マーカーには、CEA（対象は大腸がん、胃がん、乳がん、肺がんなど）、CA19－9（対象は膵臓がん、胃がん、卵巣がん、前立腺がんなど）、CA125（対象は卵巣がん、膵臓がん、胆道がんなど）、CA15－3（対象は乳がんなど）、NSE（小細胞肺がん、神経芽細胞腫、甲状腺髄様がんなど）、SCC（食道がん、子宮頸がん、皮膚がん、頭頸部がんなどの各種の扁平上皮がん）など、各種のがんに特異的または横断的なマーカーが数多くあります。

からすま和田クリニックでは必要と考えられる腫瘍マーカーの値を診察のたびにチェックしていますが、多くの場合、ＣＴ検査などでがんの縮小が確認される前に腫瘍マーカーの値が下降してきます。この点は前述したＮ／Ｌ比やＣＲＰ値についてもいえることで、ＣＴ画像などに先駆ける形でこれらの指標が改善されてきます。

また、腫瘍マーカーを含めたこれらの指標が改善を見ない場合には、食生活の見直しの徹底をはじめとする追加的な指導も行っています。

ただし、腫瘍マーカーはがんが崩壊したような場合にも急上昇を見せることがありますので、前述したＣＲＰ値やＮ／Ｌ比なども参考にしながら慎重に経過観察していく必要があります。

治療戦術5　血糖値やアルブミン値をチェックする

がんが住みにくい体をつくるための治療の中心となる食生活の見直しが正しく行われているかどうか、その点を確認するため、からすま和田クリニックでは患者さんの血糖値やアルブミン値もチェックするようにしています。

目標としている血糖値はヘモグロビンA1c値で5・8以下ですが、食べ過ぎなど食生活の見直しが正しく行われていない場合、当然のことながらヘモグロビンA1cの値が上昇してきます。中でも、糖尿病を基礎疾患として抱えているがんの患者さんの場合には、血糖値の確認と管理がいっそう重要になってきます。

一方、中には「ただ食事を減らせばいい」と勘違いしている患者さんもおられます。たしかに肥満は諸悪の根源である慢性炎症の典型例ですが、生きていくために必要となる栄養はしっかりと取らなければなりません。食生活の見直しを中心とするがん治療は、いわゆるダイエットとは違うのです。

だからこそ、私のクリニックでは血糖値とアルブミン値をしっかりチェックしているわけです。

ちなみに、アルブミン値は血清中のたんぱく質の濃度を表す指標で、治療を受けている患者さんが低栄養状態に陥らないよう、からすま利用クリニックではアルブミン値の目標値を4以上と定めています。アルブミン値が4以上に保たれていれば栄養状態は良好に維持されている、と考えられるからです。

がん細胞に対する
6つの治療戦略（p80）

↓

5つの治療戦術

◎尿pH値を7.5～8以上に

◎CRP値を0.05以下に

◎N/L比を1.5以下に

◎腫瘍マーカー値に注意

◎血糖値やアルブミン値をチェック

セカンドオピニオン外来と治療の流れ

以上、がんが住みにくい体をつくるための「治療戦略」と「治療戦術（目標値）」について述べてきましたが、第3章の最後にからすま和田クリニックにおけるセカンドオピニオン外来と治療の流れについて説明しておきましょう。

私のクリニックに来られる患者さんの大半はがんの患者さんですが、最初はセカンドオピニオン外来を受診していただくことになります。そして、これまでの治療経過、患者さんの現況などを把握した上で、食生活の見直しを中心とする治療がスタートします。

その場合、一部の膵臓がんなどに効果があるとされる高容量ビタミンCの点滴（静脈注射）などを追加的に行うこともありますが、患者さんの経済的負担をできるだけ軽くするため、当院では健康保険が適用される治療については保険適用の範囲内で実施することにしています。

ちなみに、メインとなる栄養指導も行っております。セカンドオピニオン外来など一部の診療については、制度上、やむを得ず自費診療扱いとさせていただいております。

また、多くの患者さんはがんセンターや大学病院などでの治療を続けながら、当院のセカンドオピニオン外来を受診し、新たな治療を受けることになります。その場合、現在受けている抗がん剤治療をどうするか、という問題がよく浮上してきます。

抗がん剤治療に対する私の基本的な考え方は**「抗がん剤治療は体への負担が大きい治療ゆえ、上手に治療を受けることが望ましい」**です。

そのため、患者さんが抗がん剤治療で衰弱しているような場合、私は患者さんに抗がん剤の減量ないしは抗がん剤治療の中止を提案しますが、がんセンターや大学病院の主治医が減量や中止になかなか応じてくれないケースも少なくありません。

ただし、患者さんのがんの勢いが猛烈で、食生活の見直しを中心とする治療だけでは、がんの勢いを止められないこともあります。そのような場合には、できるだけ少量の抗がん剤を使用するケースもあります。

そして、**このような治療の結果、治癒不能とされるⅣ期のがんであるにもかかわらず、少なからぬ患者さんが標準治療ではおよそ考えられない劇的寛解を得ています。**また、そのようにして劇的寛解を得た患者さんの中には、がんセンターや大学病院などでの治療を引き上げ、当院で継続治療や経過観察などを行いながら、健康な人たちと変わらない社会生活を送っている方も数多くおられるのです。

では、このような劇的寛解をもたらす「がんをおとなしくさせる食事術」とは具体的にどのようなものなのでしょうか。以下、第4章と第5章で本書の核心部をなすその内容について詳しく解説していきましょう。

第4章

がんをおとなしくさせる「食事術」と「劇的寛解例」

「大原則」と「8つの基本ルール」

第3章では「がんの性質」を逆手に取った「治療戦略」と「治療戦術（目標値）」について解説しました。では、この治療戦略と治療戦術を実践に移していく際の中心となる「がんをおとなしくさせる食事術」とは具体的にどのようなものなのでしょうか。

まず指摘しておきたいことは、これから述べる食事術が前述した治療戦略や治療戦術などに沿うものである以上、食事術もまた基本的にはがんの性質を逆手に取ったものになるという点です。そして、がんの性質を逆手に取ることでがんが住みにくい体や細胞環境をつくり上げることが最終目標となるわけですが、その「がんをおとなしくさせる食事術」にはポイントとなる以下のような「大原則」と「8つの基本ルール」があります。

大原則　植物性の食材を中心に精製、加工されていないものを丸ごと食べる

基本ルール1　炭水化物は精製されていない玄米などから控えめに取る

基本ルール2　塩分（ナトリウム）の摂取はできるだけ控える

基本ルール3　たんぱく質は大豆などの植物性のものや青魚などから取る

基本ルール4　野菜や果物やきのこ類をできるだけ多く取る

基本ルール5　脂質はえごま油、アマニ油などのω－3系の油やオリーブオイル、椿油などのω－9系の油から取る

基本ルール6　牛乳、ヨーグルト、バター、チーズなどの乳製品の摂取をやめる

基本ルール7　牛肉、豚肉、加工肉などのほか硬化植物油などの人工油の摂取をやめる

基本ルール8　梅エキスを積極的に取る

まずは大原則にある「精製、加工されていないものを丸ごと食べる」から解説していきましょう。

なぜ未精製、未加工の食材を丸ごと食べるのが望ましいのか。最大の理由は、そうすることで食事が体にもたらす効果、すなわち「がんをおとなしくさせる効果」を最大化することができるからです。

食材にあれこれ手を加えたり、一部を捨ててしまったりすれば、それだけ食材の持つ力は失われていきます。もちろん美味しくいただくための工夫は必要ですが、食材の持つ力を最大限に引き出すには、無駄な手を加えずに丸ごと食べるのが理想的なのです。

では、同じく右の大原則にある「植物性の食材を中心に」についてはどうでしょうか。

実は、この点については「**アルカリ化**」ないしは「アルカリ化食」という言葉がキーワードになってきます。ここでいうアルカリ化とは「**がん細胞周辺の微細環境を酸性からアルカリ性に変えること**」、同様にアルカリ化食とは「がん細胞周辺の微細環境を酸性からアルカリ性に変える食事」を意味しています。そして、肉などに代表される動物性の食材（主としてたんぱく源）が微細環境を酸性に傾けるのに対し、大豆（たんぱく源）や野菜、果物などの植物性の食材は微細環境をアルカリ性に傾けるのです。

ゆえに「植物性の食材を中心に」が大原則になってくるわけですが、さらにいえば、このアルカリ化とアルカリ化食は右に挙げた大原則と8つの基本ルール、すなわちがんをおとなしくさせる食事術を貫く基本的な考え方でもあるのです。

そこで、右に挙げた8つの基本ルールについての詳しい解説に入る前に、まずはアルカリ化やアルカリ化食について説明しておきましょう。

「アルカリ化」をもたらす食事術とは

では、がん細胞周辺の微細環境をアルカリ性に変える食事（アルカリ化食）とは具体的にどのような食事なのでしょうか。

この場合、**最初のポイントとなるのは塩分の摂取**です。

がん細胞は取り込んだ塩分（ナトリウム）をブドウ糖から変換した酸（プロトン）と交換し、水素イオンそのものである酸（プロトン）を細胞の外に排出することによって、がん細胞周辺の微細環境を自身が活動しやすい酸性に維持しています。したがって、基本ルール2にあるように塩分の摂取をできるだけ控えることがまず必要になりますが、第3章で指摘したように塩分もまたヒトが生きていくためには必要不可欠のものです。

ならば、実際には塩分の摂取をどれくらい控えればいいのでしょうか。実は、この問いに対する正しい答えを得るためには「健康な人」と「がんにかかってしまった人」の2つのケースに分けて考える必要があります。

まず健康な人についていえば、厚生労働省が推奨している1日あたりの塩分摂取量は男性8グラム未満、女性7グラム未満とされています。ところが、世界17カ国のおよそ10万人を対象とした大規模調査では、「1日あたり10グラムから15グラムの塩分を摂取している人が最も長生きできる」との結果（2014年公表）が出ています。

この大規模調査が弾き出した最適塩分摂取量は、厚生労働省が推奨する最適塩分摂取量に比べて、格段に多い数字になっています。とはいえ、およそ10万人を対象とした大規模調査が弾き出した結果だったことを考えると、少なくとも前がん状態（典型例は慢性炎症状態）にもない健康な人の場合、全身の臓器機能などを十分に発揮させることのできる塩分摂取量は1日10数グラムになるのかもしれません。

ただし、この場合でも第3章で述べた尿pHがアルカリ性に保たれているという条件がつく、というのが、現時点での私の判断であり結論です。

しかし、前がん状態にある人も含めて、がんにかかってしまった人の場合は話が別になります。結論から先にいえば、このような人、中でも**がんが勢いづいている人の塩分摂取量は無塩に近い量が望ましい、具体的には食材に含まれている塩分量で十分**と私は考えています。

もちろん、これには科学的な根拠があります。

ポイントになるのは生野菜などに多く含まれるカリウムで、カリウムには塩分（ナトリウム）を体外に排出する働きがあります。しかも、尿の中に含まれるナトリウムとカリウムの比率、すなわちカリウムの含有量をナトリウムの含有量で割った数字が11を超えるとがん細胞の活動レベルが低下していくことも、ゲルソン療法（米国のマックス・

ゲルソン博士が開発した食事療法）を行っている人たちの経験からわかってきています。

尿中のカリウムの含有量がナトリウムの含有量の11倍を超えるとがんがおとなしくなっていく——。このような経験的根拠もあることから、がんが勢いづいている患者さんに対しては、当面、無塩に近い減塩メニューに変えるよう指導しているのです。

さらにいえば、**がん細胞周辺の微細環境を酸性に傾けるのは塩分（ナトリウム）だけではありません。**実は、およそすべての食材が、微細環境を酸性に傾けるか、アルカリ性に傾けるかの、いずれかの働きを持っているのです。

そこでご覧いただきたいのが101ページに掲げた表1です。

表1は米国の栄養学の専門家らが論文として発表した研究成果で、それぞれの食品や飲料を100グラム摂取した場合の尿pHに与える影響を示しています。第3章で指摘したように尿pHはがん細胞周辺の微細環境のpHを反映する指標とされており、表1にあるそれぞれの数値は尿pHが中性の場合を基準（0）として、数値がマイナス（－）に傾く

［表1］食事が尿pHに与える影響

食品・飲料群（※1）	尿pHに与える影響（※2）
【飲料】 アルカリ性の飲料 （ミネラルウォーターなど）	−1.7
【脂肪や油】	±0.0
【肉や肉製品】	+9.5
【魚】	+7.9
【穀類】 パン 小麦粉 麺（ヌードル、スパゲティ）	 +3.5 +7.0 +6.7
【乳製品】 チーズを含まない乳製品 低たんぱくチーズ 高たんぱくチーズ	 +1.0 +8.0 +23.6
【野菜】	−2.8
【果物や果物ジュース】	−3.1

（※1）　各食品・飲料群の詳しい内訳については本文参照。

（※2）　食品や飲料100gを摂取した場合の尿pHの変化の割合。尿pHが中性の時をすべての「基準値」として、変化の割合が「−」に傾くほどアルカリ性化が進み、反対に「+」に傾くほど酸性化が進むことを示している。

【出典】Remer, Thomas and Friedrich Manz. “Potential renal acid load of foods and its influence on urine pH.” Journal of the American Dietetic Association 95.7（1995）:791-797　から作成

ほど尿pH（微細環境pH）のアルカリ性化が進むこと、反対に数値がプラス（＋）に傾くほど尿pHの酸性化が進むことを意味しています。

その上で食品別、飲料別に示された影響の度合いを見ると、「肉や肉製品」を食べた場合は＋9・5、「魚」を食べた場合は＋7・9、「穀類」を食べた場合は小麦粉が＋7・0、麺（ヌードル、スパゲティなど）が＋6・7、パンが＋3・5、「乳製品」を食べた場合は低たんぱくチーズが＋8・0、そして高たんぱくチーズにいたっては実に＋23・6も酸性に傾いてしまうことがわかります。

一方、尿pHをアルカリ性に傾けてくれる食品や飲料は意外に少なく、「果物や果物ジュース」を食べたり飲んだりした場合は－3・1、「野菜」を食べた場合は－2・8、「飲料」のうちアルカリ性飲料（ミネラルウォーターなど）を飲んだ場合は－1・7と、アルカリ化の度合いもまた酸性化に比べて小さいことがわかります。つまり、たとえば肉を100グラム食べた場合、尿pHを中性に戻すためには野菜を300グラム以上も食べなければならない計算になってしまうのです。

これらの数値からも、「アルカリ化」と「アルカリ化食」が冒頭で挙げた大原則と8

つの基本ルールのキーワード、すなわちがんをおとなしくさせる食事術のキーワードであることが、おわかりいただけるのではないでしょうか。

食品別、飲料別の影響数値を知ろう

実は、米国の栄養学の専門家らが発表したこの研究論文には、食品や飲料が尿pH（微細環境pH）に及ぼす影響について、別途、詳細な品目別の影響数値を示した一覧表が掲載されています。がんをおとなしくさせる食事術の基礎となるデータですので、以下に品目別の影響数値をピックアップして紹介していきます。

ちなみに、以下に紹介するそれぞれの影響数値も、表1と同様、各食品や各飲料を100グラム摂取した場合の尿pHの変化を示しています。

まずは「飲料」から紹介すると、大半の飲料は尿pHに影響を及ぼしません。しかし、次のように、**中にはアルカリ化の効果を示す飲料も存在します。**

赤ワイン　－2・4
コーヒー　－1・4
白ワイン　－1・2

ただし、コーヒーに砂糖やミルクを入れた場合は、ブドウ糖や乳製品を併せて摂取することになるため、前述した理由から弊害がアルカリ化の効果を上回ってしまう懸念があります。また、アルコールそのものに尿pHを酸性に傾ける働きがあるほか、アルコール類の飲みすぎは胃腸などの慢性炎症の原因になるため、赤ワインや白ワインならいくら飲んでもいいという話にはなりません。

ちなみに、この慢性炎症のほかいわゆる二日酔いなどを引き起こす犯人は、アルコールが体内で代謝、分解される際に産生されるアセトアルデヒドという物質です。

次に「脂肪や油」ですが、もともと脂肪や油は非電解質であるため、基本的に尿pHへの影響はゼロになります。ただし、**脂肪や油が体内で炭水化物に変換されると、がん細胞がプロトン（水素イオン）を排出し、がん細胞周辺の微細環境が酸性化するケースもあり**、同論文では次のように報告されています。

バター　　＋0・6
マーガリン　－0・5

しかし、マーガリンには体に悪いトランス脂肪酸（後述）が多く含まれています。したがって、アルカリ化するとはいっても、基本的に摂取はＮＧとなります。

動物性のたんぱく源である「魚」は、次のようにいずれも酸性に傾きます。

蒸したマス類　＋10・8
タラの切り身　＋7・1
ニシン　＋7・0

ただし、魚のうち青魚にはＤＨＡやＥＰＡなどの健康成分が豊富に含まれています（後述）。したがって、動物性のたんぱく源を摂取するなら青魚で、ということになりますが、その場合には**アルカリ化力の高い野菜や果物などを併せて摂取して魚による酸性化を相殺していく工夫が必要になります。**

一方、同じく動物性のたんぱく源である**「肉や肉製品」は、次のようにまさに酸性化のオンパレードです。**

コンビーフ	＋13・2
サラミソーセージ	＋11・6
レバーソーセージ	＋10・6
ビーフステーキ	＋8・8
フランクフルトソーセージ	＋6・7

ところが、この**肉や肉製品以上に尿pHを酸性化してしまうのが「乳製品」、中でもチーズ**です。以下の影響数値を見てください。

パルメザンチーズ　+34・2
プロセスチーズ　+28・7
ハードチーズ　+19・2
カマンベールチーズ　+14・6

ここまで尿pHの酸性化が強力だと、野菜や果物による挽回は難しくなります。したがって、**少なくともがんの患者さんはチーズ類の摂取を控えるべき**でしょう。

では、「穀類」についてはどうでしょうか。実は、穀類もまた、以下のように基本的には尿pHを酸性化する食品群に該当します。

玄米　+12・5

小麦フレーク　＋10・7
コーンフレーク　＋6・0

ただし、**穀類（炭水化物）は生きるために必要なエネルギー源**です。したがって穀類の摂取にはやむを得ない面があり、その点は**野菜や果物などの摂取とのバランスで考えていくこと**になります。

ちなみに、私が玄米ごはんを推奨しているのは、白米に比べて体内での糖への変化が緩やかで、健康成分も豊富に含まれているからです（後述）。

一方、以下のように**尿pHをアルカリ性に変えてくれるのが今も述べた「野菜や果物」です**（ジュースにした場合も同じ）。

ぶどう　－21・0
ほうれん草　－14・0
干しぶどう　－6・5

セロリ　－5・2
にんじん　－4・9
あんず　－4・8
ズッキーニ　－4・6
キウイ　－4・1
カリフラワー　－4・0
ラディッシュ　－3・7
ナス　－3・4
トマト　－3・1
オレンジ　－2・7

また、一部の豆類も尿pHをアルカリ化するとの結果が出ています。たとえば、

サヤインゲン　－3・1

が目につきますが、次のように酸性化の著しい豆類もあります。

ピーナッツ　＋8・3

実際の日々の食事では、これらの影響数値などを参考にしながら、尿pHをアルカリ化する食品や飲料を中心に摂取することで、トータルとして尿pHをできるだけアルカリ性に保つ、ということになります。

そのためにも尿pH値を常に把握しておくことが大切になってきますが、では、その尿pH値はどのようにして知ることができるのでしょうか。以下、その方法について説明しておきましょう。

尿pH値を自分で測定、管理する方法

第3章で述べたように、からすま和田クリニックでは、がんをおとなしくさせる食事の効果を確かめるため、尿pH値（細胞環境の水素イオン濃度）、CRP値（炎症の度合い）、N／L比（好中球／リンパ球比。すなわち、リンパ球に対する好中球の割合）、腫瘍マーカー値（がんの勢い）、CT（コンピュータ断層撮影）画像（がんの見た目の大きさ）などをチェックしています。

このうち、**食事に対して敏感かつ迅速な反応を示すのが尿pH値**で、最短の場合、尿pH値の変化は食後1時間から2時間ほどで現れてきます。

そのため、私のクリニックでは、診察のたびに患者さんの尿を採ってチェックしています。そして、尿pHがアルカリ性に維持されていればオーケー、酸性に傾いていればさらに必要な食事指導を実施しますが、患者さんの中には「毎日の尿pH値を知りたい」と希望される方もおられます。

そのような患者さんに対しては、次の2つの方法を紹介しています。

1つは**デジタル測定器**による方法です。

ただし、尿pH値の測定に特化したデジタル測定器は製造、販売されていません。そこで私が患者さんらにオススメしているのが、水槽の水など液体のpH値を測ることのできるデジタル測定器です。

この手のデジタル測定器はオンラインショップなどで探すことができますが、安価なものであればおおむね1000円前後で購入が可能です。使い方も簡単で、測定器の先端部分を紙コップなどに採った尿に浸すとpH値が数字で表示されます。

ただし、デジタル測定器の場合、測定器の基準点や感度などを調整する較正という作業が必要になります。較正作業は測定器の先端を較正液に浸して行いますが、デジタル測定器の中には水に溶かす較正剤とセットで販売されているものもあります。その場合、純水に溶かすのが理想的ですが、水道水を使っても差し支えないでしょう。

ちなみに、最も精度の高い較正方法は酸性液と中性液とアルカリ性液の3種類の較正液を使用して実施する「3点較正」とされていますが、3種類の較正剤をいちいち水に溶かすのが面倒な場合は市販されている3種類の較正液を使用する方法もあります。

このような較正作業はデジタル測定器を最初に使用する際にまず必要になります。以後は使用頻度にもよりますが、たとえば尿pH値を毎朝測定するような場合、精度を維持するには3日から4日に1回の較正作業が必要になってきます。

そこで、これらの較正作業が面倒だとおっしゃる患者さんには、**リトマス試験紙**を使ったもう1つの方法をオススメしています。

この場合、リトマス試験紙に尿を垂らすと、すぐに試験紙の色が変わります。それを付録の色見表で比較、確認するだけなので実に簡単です。

ただし、リトマス試験紙はデジタル測定器に比べて精度が低いため、患者さんにはリトマス試験紙の中でも精度の高い医家用の試験紙を購入してもらっています。もっとも、がんではない一般の人が健康管理のために尿pH値を日常的に測定したいという場合には市販されているリトマス試験紙で十分でしょう。

がんをおとなしくさせる食事術

大原則

植物性の食材を中心に、
未精製、**未加工**のものを
丸ごと食べる

8つの基本ルール

①**炭水化物**は未精製のものを少々
②**塩分**の摂取を控えめに
③**たんぱく質**は**植物性**のものや**青魚**から
④**野菜**、**果物**、**きのこ類**をたっぷりと
⑤脂質は**ω-3系**か**ω-9系**を
⑥**乳製品**を摂らない
⑦**人工油**の摂取はご法度
⑧**梅エキス**を取り入れる

↓

8つの要諦（p131）

がんをおとなしくさせる食事術「8つの要諦」

以上、私が提唱する食事術の「大原則」を含めた前提などについて述べてきました。

それでは、以下、冒頭で紹介した「8つの基本ルール」に沿いながら、「がんをおとなしくさせる食事術」の「要諦（大切なポイント）」を解説していきましょう。

要諦1　炭水化物を取るなら玄米や全粒粉パンで

まず、基本ルール1にある「炭水化物は精製されていない玄米などから控えめに取る」についてですが、炭水化物は体内でブドウ糖などの糖に変化して取り込まれていきます。そして、がん細胞は必要量を超えて体内に取り込まれたブドウ糖をせっせと取り込んではエネルギーに変えていきます。

したがって、体内で一気にブドウ糖に変化する白米、一般的な小麦粉を使用したパン、パスタなどの摂取はがん細胞を勢いづかせます。では、どうすればいいのでしょうか。

そこで登場するのが玄米や全粒粉パンです。

玄米は、中心部にある胚乳（白米部分。でんぷん質）のほか、胚乳を包んでいる糠層（糊粉層、種皮、果皮）や胚芽を含んでいます。同様に、全粒粉（小麦をすべて粉にしたもの）を使用したパンは、胚乳（一般的な小麦粉）のほか、胚芽や表皮を含んでいます。

つまり、炭水化物を玄米や全粒粉パンで摂取すれば、米や小麦の胚乳部分だけを摂取する場合に比較して、体内における糖への変化は緩やかに進みます。また、その結果、第3章で指摘した血糖値の上昇も緩やかになり、がんを勢いづかせるインスリンの分泌量も少なくなるのです。

それだけではありません。玄米の糠層や胚芽にはビタミン、ミネラル、たんぱく質、食物繊維などの健康成分も豊富に含まれています。その意味でも、前述の大原則にある「丸ごと食べる」は理にかなった金言なのです。

ただし、先ほど指摘したように、玄米は尿pHを酸性に傾けます。さりとて、炭水化物は生きていくために必要なエネルギー源であるのに加え、玄米には右のような豊富な健康成分が豊富に含まれています。

したがって、玄米を日々の食事に取り入れる際には、必要以上に取りすぎないこと、野菜や果物などを多めに取ること、が注意点になってきます。

要諦2　塩分を控えてもダメな場合は重曹の服用を

次に、基本ルール2にある「塩分（ナトリウム）の摂取はできるだけ控える」についてですが、先ほど指摘したように、少なくともがんを発症してしまった場合、とくにがんの勢いが盛んな場合の摂取量は、基本的に食材に含まれる塩分（ほぼ無塩）だけで十分です。

ただし、塩分もまた生きていくためには必要不可欠であるため、無塩に近い食事による治療を続けた結果、日々の尿pHがほぼアルカリ性に維持され、かつ、がんがおとなしくなったことが確認されれば、少しずつ摂取量を増やしていくのもいいでしょう。しかし、その場合でも「塩分摂取は控えめに」が基本ルールになります。

また、先ほども指摘したように、野菜や果物などに含まれるカリウムには、塩分を体外に排出させる働きがあります。塩分を控える食事を続けても尿pHが改善されない場合には、日々の食事における塩分の摂取をさらに控えるとともに、カリウムを豊富に含む野菜や果物の摂取を意識的に増やすようにしましょう。

ちなみに、野菜や果物をはじめとしてカリウムを多く含む食材はアボガド、ほうれん草、納豆、サトイモ、サツマイモ、昆布、ひじきなどで、アボガドにはビタミンEやω－3系のαリノレン酸（後述）も多く含まれています。

しかし、患者さんの中には、このような手立てを講じても尿pHが思うようにアルカリ化してこない方もおられます。

そのような場合には重曹の服用が効果的です。実際、重曹の効き目は非常に強力で、多くの場合、尿pHはすぐにアルカリ化してきます。

重曹は食材のアク抜きなどに使用されていますが、胃酸過多などの治療にも使われるれっきとした薬剤です。クリニックの患者さんには私が処方していますが、重曹は薬局などでも手軽に買い求めることができます。

なお、重曹を服用しているからといって、塩分の摂取を控えないのは本末転倒です。なぜなら、がんをおとなしくさせる治療の基本はあくまでも食事にあるからです。

要諦3　卵は完全栄養食品に近い優秀なたんぱく源

たんぱく質は生きていくために必須の重要な栄養素です。

しかし、食品が尿pHに与える影響数値一覧（前述）にもあるように、たんぱく質を牛肉や豚肉などの動物性の食材から摂取した場合は、これを大豆や豆腐や納豆などの植物性の食材から摂取した場合に比べて、尿pHとして反映されるがん細胞周辺の微細環境が大きく酸性に傾いてしまいます。

ただし、基本ルール3の「たんぱく質は大豆などの植物性のものや青魚などから取る」にあるように、イワシやサンマ、サバやサケなどの「青魚」にはDHAやEPAなどの必須脂肪酸が豊富に含まれています。そして、このDHAやEPAはいわゆる健康成分であるとともに、がんの元凶である体内の慢性炎症を鎮める作用も有しています。

したがって、動物性たんぱくを取るなら肉ではなく青魚からということになりますが、その場合には酸性に傾いた尿pHをアルカリ性に戻すべく、相当量の野菜や果物などを併せて取るようにするといいでしょう。

ちなみに、たんぱく源がどれくらい身になるかという点では、残念ながら植物性たんぱくは動物性たんぱくに劣ります。そのような場合も含めて、たんぱく源が不足していると感じた場合は、ニワトリの卵を取るといいでしょう。

ニワトリの卵にはたんぱく質だけではなく、カルシウム、鉄分、リンなどのミネラル成分のほか、ビタミンA、B1、B2、D、Eなどのビタミン成分、さらには脂質などが豊富に含まれています。ニワトリの卵は、まさにビタミンCと食物繊維以外はすべて含まれている「完全栄養食品」といっても過言ではありません。

ただ、中にはコレステロールを気にされる方がおられるかもしれません。

実は、ニワトリの卵1個にはおよそ200ミリグラムのコレステロールが含まれています。しかし、ヒトの体には体内のコレステロール量を一定に保つ仕組みがあり、血液検査でコレステロール値を確認しながらであれば、より安心して卵を食べることができるでしょう。

ただし、「生卵かけ玄米ごはん」はオススメできません。というのも、玄米ごはんに生卵をかけて食べると、玄米に含まれるビオチンという物質と卵白に含まれるアビジンという物質が反応し、消化不良を引き起こすからです。

要諦4　野菜は1日につき400グラム程度取るのが理想的

野菜や果物はがん細胞周辺の微細環境をアルカリ性に変えます。そのため、酸性に傾ける食品を食べてしまった場合でも、野菜や果物を併せてたくさん食べれば、一定程度、微細環境の酸性化を抑え込むことができます。

このような意味からも、私はからすま和田クリニックの患者さんに対しては、とくに野菜は1日につき400グラム程度取るよう指導しています。それでも尿pHがアルカリ化しない場合は摂取量を適宜増量していくことになりますが、野菜や果物は熱を加えてしまうと有効成分の一部が分解してしまうため、できるだけ多くの野菜や果物を「生のまま食べる」こともオススメしています。

しかも、野菜や果物にはビタミンやフィトケミカルなどの抗酸化物質も豊富に含まれています。フィトケミカルは野菜や果物の色素に含まれる成分で、代表的なものにポリフェノールがあります。たとえば、活性酸素はがんの原因にもなりますが、野菜や果物、中でも緑黄色野菜には体内で発生した活性酸素を除去する働きのほか、いわゆる悪玉コレステロールを減らす働きもあるのです。

また、緑黄色野菜や果物などは各種のビタミン類の宝庫でもあります。

たとえば、ビタミンAとEは脂溶性のビタミンですが、ビタミンAはにんじん、かぼちゃ、モロヘイヤ、小松菜、トマトなどに、ビタミンEはかぼちゃ、モロヘイヤ、アーモンド、落花生（ただし、前述したようにピーナッツは尿pHを酸性化するので注意）などに豊富に含まれています。

一方、ビタミンCは水溶性のビタミンで、パプリカ、菜の花、ブロッコリー、キウイ、イチゴ、オレンジ、グレープフルーツなどに多く含まれています。

なお、ビタミンAとEとCには相互作用があり、併せて取ることで効果はさらに増します。ただし、ビタミン類は代謝で消費されてしまうため常に補給が必要になります。

一方、きのこ類には免疫力を高めるβグルカンが非常に多く含まれています。ハナビラタケ、干しシイタケ、しめじ、きくらげ、えのきなど、きのこの種類は問いませんが、中でもハナビラタケはとくに含有量が多いことで知られています。

ハナビラタケは手に入りづらい食材ですが、和歌山県などでは栽培に成功しているようなので、関心のある方はインターネットなどで調べてみてください。

このように、基本ルール4にある「野菜や果物やきのこ類をできるだけ多く取る」も、また、がんをおとなしくさせる食事術の重要な柱になっているのです。

要諦5　サラダにはω《オメガ》－3系、加熱料理にはω－9系の油を

次に基本ルール5にある「脂質はえごま油、アマニ油などのω－3系の油やオリーブオイル、椿油などのω－9系の油から取る」についてですが、第2章や第3章で述べた慢性炎症と食事との関係でとくに重要になってくるのが油です。

えごま油、アマニ油など、ω－3系と呼ばれる不飽和脂肪酸の油には、体内の慢性炎症を抑える物質を作り出し、がん細胞が増殖する環境を改善する作用があります。同時

に、悪玉コレステロールや中性脂肪を減らし、動脈硬化、心筋梗塞、高血圧、脂肪肝、メタボリックシンドロームなどを改善、予防する働きもあります。

第2章で詳しく説明したように、これらの生活習慣病はがんの原因にもなりますので、油の選択は非常に重要なのです。

ちなみに、ω－3系の不飽和脂肪酸には、青魚のところで触れたDHAやEPA、αリノレン酸があります。中でも、αリノレン酸はヒトの体内では生成できない成分、つまり食事で補給する必要がある成分なのです。

ただし、ω－3系の油は加熱すると分解してしまうため、使途としては野菜サラダのドレッシングなどに最適です。先ほどの要諦4で指摘したように、えごま油やアマニ油を使ったドレッシングを野菜サラダにかけ、1日400グラム程度を目標として野菜の摂取に努めてください。

一方、加熱料理の場合は、ω－3系のえごま油やアマニ油ではなく、熱に強くオレイン酸（これも生活習慣病を予防、改善する）を多く含むω－9系の油を使いましょう。ω－9系の油としてオススメなのはオリーブオイルや椿油です。

なお、あまりオススメできないω－6系の油については、基本ルール7に関する要諦7の中で解説します。

要諦6　生クリームがたっぷりと乗った甘いケーキはとくにNG

基本ルール6の「牛乳、ヨーグルト、バター、チーズなどの乳製品の摂取をやめる」は意外に見落としやすいポイントです。

実際、からすま和田クリニックの患者さんの中にも、「ヨーグルトは体にいい」と勘違いして、これをあえて多食している方も少なくありません。しかし、ヨーグルトもまた牛乳から作られる乳製品であることには何ら変わりはないのです。

第2章でも指摘したように、牛乳に多く含まれるＩＧＦ－１（インスリン様成長因子）には、インスリンに似た作用のほか細胞の分裂や成長を著しく促進する直接作用があります。しかも、成長ホルモンとしてのＩＧＦ－１は正常細胞だけではなく、がん細胞の分裂や成長も著しく促進するのです。

中でもチーズ類は、このＩＧＦ－１によるさまざまな作用に加え、前述したように尿

pHを著しく酸性に傾けます。その意味でも、とりわけ高たんぱくチーズは、がんを発症した患者さんにとっては、「最悪の食品」といっていいでしょう。

また、私のこれまでの診療経験からいえば、とくに女性の患者さんのそれまでの食生活を探っていくと、かなりの頻度で「甘い洋菓子が好き」という共通項が浮かび上がってきます。中でも「生クリームがたっぷりと乗った甘いケーキ」などは、IGF－1とブドウ糖がダブルパンチでがんを勢いづかせるという点で、これまた最悪の食べ物になります。

したがって、私のクリニックでは、このような食習慣のある患者さんに対しては乳製品や甘味品の「即時摂取中止」を指示しています。そして、これにがんをおとなしくさせる食事術を併せて指示した結果、多くの患者さんが劇的寛解（標準がん治療ではおよそ考えられない寛解状態が続くこと）を得ているという事実があります。

牛乳をはじめとする乳製品は優れた栄養食品ですが、少なくともがんの患者さんにとっては禁忌にあたるということを、この際、しっかりと頭に入れておいてください。

要諦7　がんの発症リスクも高めるトランス脂肪酸に要注意

牛肉や豚肉や加工肉（とくにソーセージ）などの動物性のたんぱく源が尿pH（がん細胞周辺の微細環境のpHを反映）を著しく酸性に傾けることはすでに指摘しました。

ところが、牛肉や豚肉や加工肉の弊害はこれだけではありません。実は、たんぱく質を豊富に含んだ牛肉や豚肉や加工肉などを焼くと、体に有害とされる2種類の物質が発生することが知られているのです。

1つはHCA（ヘテロサイクリックアミン）で、もう1つはPAH（多環芳香族炭化《たかんほうこうぞくたんか》水素《すいそ》）です。HCAは香ばしくて美味しいコゲに含まれており、PAHは炭などに落ちた肉の脂から立ち上る煙に含まれていますが、HCAもPAHも発がん性物質として知られている物質なのです。

一方、硬化植物油などの人工油を作る際に発生するトランス脂肪酸は、がんの発症や増殖などの原因となる慢性炎症を引き起こします。また、トランス脂肪酸の摂取が乳がんなどの発症リスクを高める危険性があるとの疫学研究報告もあります。さらには、牛肉や豚肉や加工肉を摂取すると、血中の悪玉コレステロール値が上昇し、動脈硬化や虚血性心疾患などのリスクが増加する懸念もあるのです。

ちなみに、硬化植物油などの人工油とは、マーガリンやファットスプレッドやショートニングなど、ω－6系の植物油や魚油などに水素を加えて固めた油のことです。このようにトランス脂肪酸は常温では液体であるω－6系の植物油を化学処理によって固体化する際に生成されますが、前述したω－3系の油やω－9系の油にもω－6系の油がいくらかは含まれていることを覚えておいてください。

以上のことから、前がん状態（慢性炎症状態）にある人、がんを発症してしまった人などは、基本ルール7にある「牛肉、豚肉、加工肉などのほか硬化植物油などの人工油の摂取をやめる」が大切になってくるのです。

要諦8　古くからある民間薬・梅エキスを毎日摂取する

最後に基本ルール8にある「梅エキスを積極的に取る」についてですが、梅肉にはトリテルペノイド（オレアノール酸、ウルソール酸、ベツリン酸など）と呼ばれる生理活性物質（さまざまな生体反応を制御している化学物質の総称）が豊富に含まれています。

実は、このトリテルペノイドは抗がん、抗酸化、抗炎症、抗高脂血症などの生理活性作用を持ち、中でもウルソール酸にはがん細胞が分裂（増殖）する際に必要な脂肪酸合成酵素の働きを抑制する作用のほか、前がん状態ともいえる肥満や糖尿病や脂肪肝などの発症や進行のリスクを低減する作用もあります。

ただし、梅干しには前述した塩分が多く、毎日摂取するには問題があります。そこで、私が最も効果的な方法としておすすめしているのが梅エキスの摂取なのです。

梅エキスは青梅の果肉や果汁を煮詰めたもので、梅の産地では古くから作られてきた民間薬ですが、梅の実のなる季節に梅エキスを大量に作り置きしておくことは大変です。そこで、手間をかけずに梅エキスを取りたいという場合には、梅の産地として有名な和歌山県などで製造されている梅エキス、あるいは梅エキスを練り物にしたサプリメントなどを利用するのも1つの方法です。

梅エキスはかなり酸っぱいものですが、十分な効果を得るためには、最低でも1日あたりスプーン1杯から2杯の量を摂取する必要があります。ちなみに、第1章の最後に紹介した私の1日の過ごし方の中にある「ウメテルペン」は、和歌山県産の南高梅を煮詰めた梅エキスを練り物にしたサプリメントです。

また、第3章では、細胞環境の慢性炎症を発生、増悪させるNF《エヌエフ》－κB《カッパービー》と呼ばれる生理活性物質について触れました。その際、がん細胞が好むこの細胞環境を改善するためには、NF－κBと特異的に結合する成分の摂取が有効であるとも述べました。

実は、片頭痛にも効くとされる夏白菊（フィーバーフュー）などの一部のハーブには、NF－kBに結合してその働きを抑制するパルテノライド（これも生理活性物質の一種）という成分が含まれており、私のクリニックの患者さんが希望される場合には提供に応じています。また、健康食品店やインターネットでも購入することが可能です。ちなみに、33ページの私の1日の過ごし方の中に出てくる「フィーバーフュー茶」は、この夏白菊のハーブを煎じたいわゆるハーブティーです。

がんをおとなしくさせる食事術

大原則・8つの基本ルール（p114）

↓

8つの要諦
―日々の食事で気をつけること―

①炭水化物は**玄米**や**全粒粉パン**を

②塩分を控えてもダメな場合は**重曹**を

③**卵**も優秀なたんぱく源

④**野菜**は1日につき400g以上

⑤サラダには**ω-3系**、加熱料理には**ω-9系**の油を

⑥**乳製品・甘味品**はNG

⑦**トランス脂肪酸**に気をつける

⑧**梅エキス**を毎日摂取

スキルス性胃がんを克服した私の「ある日の夕食」

以上が「がんをおとなしくさせる食事術」の「大原則」と「8つの基本ルール」、そして基本ルールに沿った「8つの要諦（大切なポイント）」になりますが、では、実際の「がんをおとなしくさせる食事」とはどのようなものなのでしょうか。

次章の第5章では、がんをおとなしくさせる食事術を3つの状況に分け、3つの状況別の食事に共通する「下ごしらえ」も含めて、「献立例」や「レシピ」などを詳しく紹介、解説していきますが、ここでは本書の読者の皆さんの疑問にあらかじめ答える意味で、がんをおとなしくさせる食事のイメージを紹介しておきましょう。

134、135ページの献立例は材料やレシピも交えた私の「ある日の夕食」例です。

第1章でも述べましたが、京都大学を退官した後、私は胃がんの手術（胃のほとんどを切除する亜全摘手術）を受けました。

胃がんは早期のものでしたが、予後が悪いとされるスキルス性で、以後、今日にいたるまで、私自身も「がんをおとなしくさせる食事」を実践してきました。その結果、手術から10年近くを経た現在も、がんは再発することなく、私もピンピンしています。

その上で、私の「ある日の夕食」例をご覧いただければ、**すべてのメニューが前述した大原則、8つの基本ルール、そして8つの要諦に則ったものである**ことが、おわかりいただけるのではないでしょうか。

たとえば、野菜ジュースや野菜サラダは生の野菜や果物を丸ごと使用していますし、豆腐ハンバーグは植物性のたんぱく源である大豆から作られたものです。また、ラタトゥイユは野菜をオリーブオイルで炒めて煮込んだものですし、穀類は血糖値の上昇が緩やかな玄米と雑穀米を炊いたごはんになっています。

ちなみに、この夕食例にある「和田屋のドレッシング」と「和田屋の甘酒」は「がんをおとなしくさせる食事」の通称「和田屋のごはん」でよく使われるドレッシング類や調味料類で、和田屋のドレッシングは前述したえごま油やアマニ油がベースになってお

ラタトゥイユ

{材料} 1人分
・パプリカ――30g
・ズッキーニ――50g
・たまねぎ――75g
・なす――85g
・にんじん――30g
・ホールトマト――130g
・オリーブオイル――2cc
・こしょう――少々

{作り方}
1 鍋を熱しオリーブオイルを入れ、たまねぎ、にんじんを炒める。
2 なす、ズッキーニを加え、最後にパプリカを炒め、ホールトマトを加えて煮込み、こしょうで味を調える。

(※)パプリカは色をきれいに仕上げるため、最後に炒める。

ごはん

・玄米と雑穀米のごはん――130g

(※)玄米ごはんの炊き方については、158ページ参照

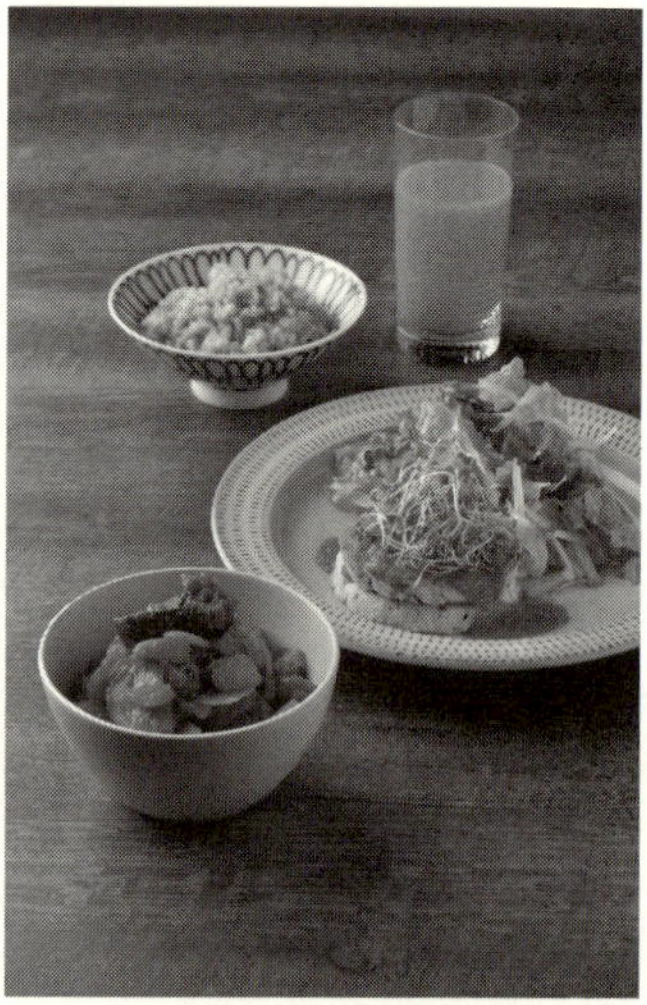

＼ある日の夕食／

ジュース

{材料}１人分
・にんじん――500g
・レモン――1/2個
(※)詳しい作り方は160ページを参照

サラダ

{材料}１人分
・たまねぎ――40g
・にんじん――30g
・サニーレタス――15g
・和田屋のドレッシング――適量
(※)詳しくは161ページ参照

{作り方}
1　たまねぎは薄切りにし、水にさらす。
2　野菜を食べやすい大きさに切る。
3　**1**と**2**を混ぜて、ドレッシングをかけて盛り付ける。

豆腐ハンバーグ

{材料}１人分
・豆腐（木綿）――160g
・ひじき（乾燥）――１g
・卯の花――40g
・卵――10g
・しいたけ――20g
・スプラウト――25g
・オリーブオイル――３cc
・こしょう――少々
・トマトソース――大さじ２
・和田屋の甘酒――大さじ１
(※)詳しくは165ページ参照

{作り方}
1　ひじきはあらかじめ水で戻しておく。
2　豆腐は水切りしてつぶし、ひじき、卯の花、みじん切りにしたしいたけ、卵、こしょうを加え、混ぜ合わせる。
3　フライパンを火にかけ、オリーブオイルをひいて、２つを焼き色がつくまで両面を焼く。
4　トマトソースと甘酒を温め混ぜて、ハンバーグにかけ、スプラウトを添える。

り、和田屋の甘酒は玄米に玄米麹を加えた和田屋特製の甘酒です。

胃がんの手術を受けて以来、私は朝・昼・夕の3食ともこのようながんをおとなしくさせる食事を続けるとともに、第1章で紹介した私の1日の過ごし方にもあるような規則正しい生活を続けてきました。ちなみに、睡眠についても、最も長生きできるとされる1日7時間の睡眠を欠かしたことは基本的にありません。

Ⅳ期がんの「およそ3割」で「劇的寛解例」が

では、がんをおとなしくさせる食事を中心とする治療を実践した結果、現実に劇的寛解が得られた患者さんはどれほどおられるのでしょうか。

実は、2011年の開設から2018年末までのおよそ7年間でいえば、約3000人の患者さんがからすま和田クリニックを受診されています。当然のことながら大半はがんの患者さんで、そのおよそ半数にあたる約1500人がⅣ期の患者さんです。

この約1500人のⅣ期の患者さん（対象は「全がん種」）のうち、**劇的寛解を得たと考えられる患者さんは約500人、控えめな割合でいえばⅣ期がん全体の「約3割（厳密にいえば3割弱）」**といったところでしょうか。

第1章で指摘したように、手術と抗がん剤治療と放射線治療を3大柱とする標準がん治療では、初発巣から他臓器などへの転移（再発も含めて）を見たⅣ期がんは治癒不能とされ、事実上、残された手立ては延命を名目とした抗がん剤治療しかありません。そして、このような場合、ほとんどの患者さんは抗がん剤治療の開始から1年以内ないしは2年以内に亡くなってしまうのです。

このような標準がん治療の現状があるため、私のクリニックにおける右のような数字を弟子たちに話しても、「信じられない」「何かの間違いだ」という反応が返ってきます。

しかし、私が提唱、実践してきた「がんをおとなしくさせる食事」を中心とする独自の治療の結果、私のクリニックでは、現実におよそ3割のⅣ期がんの患者さんが劇的寛解を得ることができ、かつ、健康な人たちとほとんど変わらない日常生活、社会生活を送っておられるのです。

そこで、本章の締めくくりとして、以下、からすま和田クリニックにおける「劇的寛解例（すべてⅣ期がんの患者さん）」を男女2例ずつ紹介していきましょう。なお、以下に紹介する患者さんの年齢は基本的にいずれも当クリニック初診時のもの、また患者さんの現況は基本的にいずれも2019年3月時点のものです。

まずは女性の患者さんから紹介していきましょう。

劇的寛解例1　乳がん――Aさん（50歳代女性）のケース

Aさんは2011年2月に前胸部潰瘍にて乳がんⅣ期と診断されました。前胸部潰瘍とは乳がんが皮膚を突き破って露呈する皮膚潰瘍のことです。また、Aさんには、がん性の胸水（右側）が認められ、肺転移や骨転移もありました。

一度、抗がん剤による治療（FEC＝フルオロウラシル、エピルビシン、シクロホスファミドの3種類の抗がん剤による多剤併用療法）を受けましたが、副作用が辛く治療を継続することができませんでした。そんなAさんが当クリニックを受診されたのは2

０１１年４月のことです。

私がＡさんに提案したのは、**「アルカリ化食（がんをおとなしくさせる食事）の実践」**を中心とする治療のほか、**「梅エキスの摂取」**と**「丸山ワクチンの投与」**です。梅エキスについては、１日15グラム程度、摂取してもらいました。

さらに、乳がんに対しては乳がんのホルモン療法に使われる「レトロゾール」、骨転移に対しては骨粗しょう症の治療薬で骨病変に効くとされる「ゾレドロン酸」を処方しました。ちなみに、抗がん剤は使用していません。

その結果、半年後には胸壁の乳がんが縮小し、皮膚潰瘍も次第に治っていきました。また、がん性の胸水も消失し、骨転移にもゾレドロン酸が著効を示しました。

Ａさんは現在もお元気に過ごされていますが、アルカリ化食と梅テルペンの摂取と丸山ワクチンの投与を中心とする治療でⅣ期がんの寛解が得られたという点で、Ａさんのケースはまさに典型的な劇的寛解例といっていいでしょう。

劇的寛解例2　膵臓がん――Bさん（80歳代女性）のケース

Bさんは2014年11月に強い腹痛に襲われ膵炎と診断されました。その後、精査加療中に十二指腸がんが疑われ、2015年1月に切除手術を受けたところ、手術中に膵臓がんであることが判明し、十二指腸、胆嚢《たんのう》、膵臓の全摘手術となりました。Bさんがセカンドオピニオンを目的に当クリニックを受診されたのは2016年3月のことです。

Bさんは甘いものが好きで、ヨーグルトも毎日食べており、もともと便秘症でもありました。そんなBさんに私が提案したのは、**「アルカリ化食の実践」**に加えて、**「重曹の服用」「高容量ビタミンCの点滴」「メトホルミン（血糖降下作用のほか腫瘍抑制効果も期待されている）の服用」**などによる治療のほか、がんの勢いを鎮めるための**「低用量の抗がん剤（エルロチニブとウベニメクス）の併用」**による治療も行いました。

これらの治療の結果、まずはBさんの血糖値が降下。さらに、重曹の服用と高容量ビタミンCの点滴、低用量抗がん剤の投与を開始すると、腫瘍マーカー（CA19－9）も下がり始め、現在は元気な日常生活を送っておられます。ちなみに、抗がん剤治療のみ、それも通常量を使った治療では、このような劇的寛解はほとんど得られません。

次は男性の患者さんのケースです。

劇的寛解例3　直腸がん——Cさん（50歳代男性）のケース

Cさんは２０１２年４月に便潜血検査で陽性を指摘され、２０１３年１月に直腸がんと診断されました。その後、同年２月から３月にかけて術前の抗がん剤治療と放射線治療、同年5月に直腸がんの切除手術を受けましたが、それから半年後の同年12月に肝臓への転移が見つかりました。

その後、２０１３年12月から２０１４年７月までの間に肝転移巣が増大し、主治医から「次回は抗がん剤治療を受ける覚悟をしてきてください」と言われました。Cさんが当クリニックを受診されたのは２０１４年７月のことです。

Cさんは抗がん剤治療をあまり受けたくないようでしたので、私は**食事をアルカリ化食に変えて経過を見る**ことを提案しました。その結果、２０１４年７月から11月までの間、肝転移巣にほとんど変化はなく（ほぼ増大なし）、Cさんは主治医から「抗がん剤治療の必要はないでしょう」と言われました。

Cさんは現在もアルカリ化食を中心とする治療だけで元気に過ごされておりますが、前述のAさん同様、Cさんのケースもまた典型的な劇的寛解例といっていいでしょう。

劇的寛解例4　十二指腸乳頭部がん――Dさん（70歳代男性）のケース

Dさんは2014年3月に黄疸《おうだん》と発熱のために入院となり、閉塞性黄疸に対するステント留置術を受けました。その後、十二指腸乳頭部がんと診断され、同年4月に切除手術が予定されていましたが、事前の開腹所見の結果、肝臓に微小な転移（肝転移）が認められたため、胆嚢の摘出手術だけが行われました。その後、抗がん剤（ゲムシタビンとシスプラチン）による治療が開始されましたが、同年5月、セカンドオピニオンを求めて当クリニックを受診されました。

Dさんには30年前まで1日30本の喫煙歴があり、大量飲酒の習慣もありました（がんが見つかってからは断酒）。そんなDさんに私が提案したのは、「アルカリ化食の実践」

を中心とする治療のほか、「**梅エキスの摂取**」「**紅豆杉茶（抗腫瘍効果などが期待されている）の摂取**」「**高容量ビタミンCの点滴**」「**温熱療法（ハイパーサーミア）**」、そして「**低用量の抗がん剤（エルロチニブとウベニメクス）の併用**」などによる治療です。

これらの治療の結果、Dさんの尿pH値は少しずつ上昇（アルカリ性化）し始める一方、腫瘍マーカー値とCRP値が下降を見せ始めました。その後、CT検査にて肝転移巣の縮小と消失、原発巣の軽度縮小などを認め、2017年9月には胆管狭窄《きょうさく》も解消され、胆管ステントは抜去されました。現在も原発巣、肝転移巣とも増悪は見られず、Dさんは発病前と変わらない日常生活を送っておられます。

以上、からすま和田クリニックにおける劇的寛解例をピックアップして紹介しましたが、中には重複がんの患者さんが助けを求めて駆け込んでこられたこともあります。

たとえば、ある患者さんは乳がん→子宮体がん→肺がんと、3種類のがんに連続して見舞われたことから、「二度とがんにかからない体にしてほしい」とおっしゃいました。この患者さんの場合、3つのがんは手術で治癒を得ていましたが、金輪際、がんにはかかりたくないというわけです。

そこで、がんをおとなしくさせる食事を実践してもらったところ、現在にいたるまで4度目のがんにはかかっていません。アルカリ化食はがんの原因に働きかける食事ですから、当然のことながらがんの発症予防にも効果があるのです。

このように、からすま和田クリニックではⅣ期がんの患者さんの約3割が劇的寛解を得ておられます。先ほども指摘したようにこの数字は標準がん治療ではなかなか得られない数字ですが、裏を返せば「約7割の患者さんは依然として不幸な転帰を取られている」という厳しい現実があることも、ぜひ心に留めておいてください。

第5章

がんや生活習慣病に克つ「献立例」と「レシピ」

がん患者向けに考案された「和田屋のごはん」

本章では、前章までに述べた「がんの性質」や「がんの性質を逆手に取った治療戦略、治療戦術（目標値）」、それらの治療戦略や治療戦術を実践に移す際の「大原則」「8つの基本ルール」「8つの要諦（大切なポイント）」などの内容を踏まえつつ、「がんをおとなしくさせる食事」や「生活習慣病を予防、改善する食事」の実際の「献立例」と「レシピ」を朝・昼・夕（3食）のメニューに分けて具体的に紹介していきます。

当然、「がんをおとなしくさせる食事」には「がんの発症を予防する食事」も含まれますが、実は、この**「がんをおとなしくさせる食事」や「生活習慣病を予防、改善する食事」の原点は「和田屋のごはん」にあります。**

2011年に「からすま和田クリニック」を開設した際、私は別途、クリニックに近い古い京町家に「和田屋」を開設しました。和田屋は私の事務所でもあり研究室でもありますが、クリニックの患者さんが集うサロンとしても使われているほか、私が代表理事として立ち上げた一般社団法人「日本がんと炎症・代謝研究会」の本部も置かれています。そして、その和田屋において、私のクリニックを受診されているがん患者さん向けに考案、開発されたのが通称「和田屋のごはん」なのです。

もっとも、私は医学の専門家ではありますが、料理の作り方については明るくありません。そこで、和田屋で開かれている患者さん向けの料理教室の講師でもある樫幸《かたぎみゆき》さんを中心に、協力医師も含めたクリニックの女性スタッフの皆さんにお願いして、具体的な「献立例」や「レシピ」などを考えてもらうことにしたのです。

和田屋のごはんはそのような試作を重ねながら完成、誕生したものですが、本章で紹介する「がんをおとなしくさせる食事」や「生活習慣病を予防、改善する食事」については、この和田屋のごはんをベースに以下のような4編構成として再整理してあります。

準備編――治療食、緊急食、長寿食に共通する「下ごしらえ」

治療食編――がんをおとなしくさせる「いつものメニュー」

緊急食編――劇的寛解を得るための「とっておきのメニュー」

長寿食編――生活習慣病を予防、改善する「みんなのメニュー」

このうち、準備編にあたる「下ごしらえ」は、治療食以下のメニューに欠かせない下準備であるばかりでなく、治療食以下のすべてのメニューを支える基礎でもあるという点できわめて重要です。まさに、準備編にあたる「下ごしらえ」は食生活の見直しを中心とするがん治療のエッセンスそのものであるといっても過言ではありません。

この点をしっかりと頭に入れていただいた上で、以下、準備編→治療食編→緊急食編→長寿食編の順に、私の解説も付しながら具体的に紹介していくことにしましょう。なお、各編には、前述したメニュー担当の樫幸さんの「ワンポイントアドバイス」も、適宜掲載されていますので、併せて参考にしてください。

準備編
——治療食、緊急食、長寿食に共通する「下ごしらえ」

治療食以下のすべてのメニューに共通する「下ごしらえ」には、「**玄米ごはん**」「**和田屋のおだし**」「**野菜ジュース**」「**野菜サラダ**」「**ドレッシング&ディップ**」「**野菜スープ**」「**干し野菜**」「**きのこペースト**」「**和田屋の甘酒**」の9項目があります。

いずれも治療食以下のメニューに頻出するもの、よく使われるものばかりですが、それぞれの作り方などについては別掲の写真入りのレシピをご覧いただくことにして、ここではレシピにはない注意点などについて解説していくことにします。

まずは「**玄米ごはん**」についてですが、第4章で指摘したように、玄米には「白米に比較して血糖値の上昇が緩やかになる」「ビタミンやミネラルなどの健康成分を豊富に含む」などのメリットがあります。しかし、毎日3食、玄米ごはんを食べ続けていると

「和田屋のごはん」下ごしらえ

- 玄米ごはん
- 和田屋のおだし
- 野菜ジュース
- 野菜サラダ
- ドレッシング＆ディップ
- 野菜スープ
- 干し野菜
- きのこペースト
- 和田屋の甘酒

飽きが生じてきますので、適宜、雑穀を玄米に混ぜたり、時々、おじやにして食べたり……といった工夫も必要になってきます。

ちなみに、雑穀とは大麦、きび、あわ、ひえ、黒米、赤米などのことで、最近はこれらをブレンドした雑穀米のパックも市販されています。

また、中には胃腸の弱い人、玄米が苦手な人もおられます。そのような患者さんには、たとえば七分づき→五分づき→三分づきといった具合に、精米率を徐々に下げていって玄米に慣れる、という方法をおすすめしています。

次に「**和田屋のおだし**」についてですが、

だしの素となる昆布や混合かつおは、まさしく健康成分の宝庫です。たとえば、昆布には糖質や脂質の吸収を抑えるアルギン酸、血糖値の上昇を抑えるフコキサンチン、また混合かつおにはコレステロール値や血圧を正常に保つタウリン、さらには体内で合成できない必須アミノ酸が豊富に含まれています。

ちなみに、成人に必須とされているアミノ酸はロイシン、イソロイシン、リジン、トレオニン、トリプトファン、バリン、メチオニン、フェニルアラニンの8種類です。

加えて、和田屋のおだしは旨味の宝庫でもあり、昆布や混合かつおに含まれる塩分だけでも、十分な満足感が得られるようになっています。最初は味気なく感じるかもしれませんが、多くの場合、薄味に慣れるにつれて次第にヤミツキになっていき、おのずと減塩食があたりまえのものになっていきます。

3番目の「**野菜ジュース**」については、毎日3食での摂取が不可欠です。

というのも、第4章では「野菜の摂取量は1日400グラム程度」と述べましたが、現実に毎日400グラムの野菜を食べるのは難しいことが多いからです。その不足分を補うのがこの野菜ジュースで、低速ジューサーで作ると有効成分を効率的に摂取することができます。ただし、搾りかすを出さずに丸ごと摂取したければミキサーで作るのもいいでしょう。

4番目の「**野菜サラダ**」については、レシピにある材料にこだわらず、栄養価の高い旬のものを選んでください。この点は果物についても同じです。

また、野菜や果物は無農薬のものが理想的ですが、手に入らない場合は野菜や果物を水にさらしてから使うといいでしょう。さらに念入りな方法としては、重曹を加えた水に野菜や果物を5時間から6時間ほど漬けてから水にさらす、というやり方もあります。

そして、この野菜サラダに必要となるのが「**ドレッシング&ディップ**」です。

ドレッシングは野菜サラダにかけて、ディップは野菜スティックにつけて、が基本的な使い方になりますが、いずれもベースとなるのは第4章で指摘したω－3系の油、すなわちえごま油やアマニ油などです。

また、えごま油やアマニ油などに合わせる酢については、別掲のレシピにあるもののほか、レモンの搾り汁を使うなど、自分でいろいろと工夫してみてください。

一方、「**野菜スープ**」の摂取には、1日に必要な野菜を補うという目的のほか、温かいスープで体を温めるという目的もあります。

たとえば、国・地域別で見た平均寿命ランキングの上位（男女とも）に常に顔を出す香港では、食事のたびに取る温かいスープが香港人の健康長寿を支えているといわれています。体を温めるという意味では、香港名物の「温かい朝粥」も同じです。

たしかに野菜や果物は加熱することで一部の有効成分が失われてしまいますが、そのデメリットを差し引いても、体を温めて代謝を高めることで得られるメリットは大きいのです。読者の皆さんも、ぜひ冷たい野菜サラダとともに温かい野菜スープを日々の食事に取り入れてみてください。

ただ、熱すぎるものを慌てて取ると、口腔や食道の粘膜を傷つけ、発がんの元になりますので、その点には注意が必要です。

ちなみに、野菜と加熱との関係でいえば、野菜はゆでるよりも蒸すほうが成分は多く残ります。今回の下ごしらえレシピでは触れていませんが、蒸した野菜に前述したドレッシングをかけるのもオススメです。

和田屋では「**干し野菜**」も積極的に推奨しています。

同じ食材を使う場合、より効果的な下ごしらえの方法があるのなら、それに越したことはありません。要は「丸ごと食べる」の大原則と同様、食事によって得られる効果をいかに最大化するかがポイントで、野菜（きのこ類も含めて）についても「干し野菜」にすることで、有効成分や旨味成分が凝縮され増大していきます。

これまた香港を例に挙げれば、香港の食に通底する思想は「不老不死」あるいは「不老長寿」です。このうち、「不老」と「不死」はともかくとして、「長寿」は医学的にも目指すべき目標になります。

実際、香港では野菜やきのこだけではなく、アワビやワカメなどの海産物についても、干してから使うことが「よし」とされています。同様に、香港には長い歴史の中で培われてきた「医食同源」という言葉もありますが、これも和田屋のごはんに相通ずる知恵であり考え方であるといっていいでしょう。

ちなみに、野菜の切れ端や皮などをだしにしたスープには健康成分が豊富に溶け込んでいます。これに和田屋のおだしや次に紹介する和田屋のきのこペーストなどを加えて味を調えると「抗酸化スープ」になりますので、ぜひ試してみてください。

8番目の「**きのこペースト**」は和田屋のオリジナルアイデアとして考案されたものです。

第4章で解説したように、きのこ類に豊富に含まれるβグルカンは、がんや生活習慣病に対する免疫力を高めます。

ところが、きのこ類に含まれるβグルカンには、きのこの細胞壁を破壊して加熱しなければ取り出しにくいという特徴があります。また、焼くにせよ蒸すにせよ煮るにせよ炒めるにせよ、毎日のようにきのこを食べるのは大変ですし飽きもきてしまいます。

そこで、どうすればきのこ類に含まれるβグルカンを効率的かつ持続的に摂取できるかを突き詰めていった結果、和田屋で考案されたのがきのこ類に和田屋のおだしを加えたものを粉砕、加熱して作る「きのこペースト」だったのです。

ちなみに、きのこ類の中でもハナビラタケには、βグルカンをはじめとして、免疫力を向上させる成分がとくに豊富に含まれているとされています。

レシピにあるように、ペースト状にすることで保存（ストック）ができ、使い方の選択肢も増えます。ちなみに、きのこのユニークな活用法としては、「しいたけをすり潰して煮出しただし汁をそのまま使って玄米を炊く」のもオススメです。

最後の「**和田屋の甘酒**」は玄米を玄米麹で発酵させたものですが、一般に発酵食品は免疫力と密接な関係がある腸内細菌のバランス、いわゆる腸内フローラを整えます。そのため、第4章でも指摘したように、からすま和田クリニックに来られる患者さん、とりわけ女性の患者さんには、牛乳由来のヨーグルトを多食している人も少なくありません。

しかし、これまた第4章で指摘したように、乳製品にはがんを勢いづかせるIGF−1（インスリン様成長因子）が多量に含まれています。そこで、牛乳由来のヨーグルトに代わる手軽な発酵飲料、発酵調味料として考案されたのが和田屋の甘酒だったのです。

ただし、甘酒にはがん細胞のエネルギー源となる糖分（発酵の段階で生成される）が含まれています。そして、この点は果物に含まれる糖分についても同じですが、そもそも食材にはさまざまな成分が含まれており、がんや生活習慣病に対してメリットしか存在しないメニューなどあるはずがありません。要するに、肝心なことはメリットとデメリットを天秤にかけ、最適な組み合わせを判断していくことなのです。

ちなみに、和田屋では、甘酒については調味料として使うよう推奨していますが、果物についてはむしろ積極的に取るよう指導しています。

以上が準備編にあたる下ごしらえになりますが、これらの下ごしらえの方法をマスターしてしまえば、以下に紹介する治療食以下の毎日の献立も、短時間で簡単に作ることができるはずです。下ごしらえの中にはストックしておくことができるものもありますから、まずはこの9つの下準備の方法をしっかりと自分のものにしてください。

治療食、緊急食、
長寿食に共通する

下ごしらえ

01 玄米ごはん

{炊き方}
玄米の下処理では、白米のように研ぐ必要はなく、水に浸し、両手で数回擦るようにして表面の汚れを取り、２回ほど水を替えてから、一晩水に浸しておく。

{炊飯器の場合}
1　炊飯器の「玄米モード」で炊く。

{圧力鍋の場合}
1　下処理をした玄米を圧力鍋に入れる（一晩つけなくてよい）。
2　白米を炊く場合の1.5倍の水を加える。
3　最初は強火で炊き、圧力鍋に圧力がかかった状態になったら弱火にし、それから20分ほど炊く。
4　火を止め、圧力鍋のピンが下がったらできあがり。

{土鍋の場合}
1　下処理をした玄米を土鍋に入れる。
2　白米を炊く場合の1.5倍〜1.8倍の水を加える。
3　最初は中火で炊き、沸騰してきたら弱火にし、それから30分ほど炊く。
4　一度蓋を開け、水がなくなっていたら30秒ほど強火にかけ、火を止めてから10分ほど蒸らす。
5　保温する場合は、余分な水分が玄米ごはんに垂れないようにするため、土鍋本体と蓋の間にふきんなどを挟んでおく。

{保存方法}
一度に多めに炊き、１食分ずつ小分けにして冷凍保存しておけば、いつでも電子レンジで解凍、加熱して食べることができる。

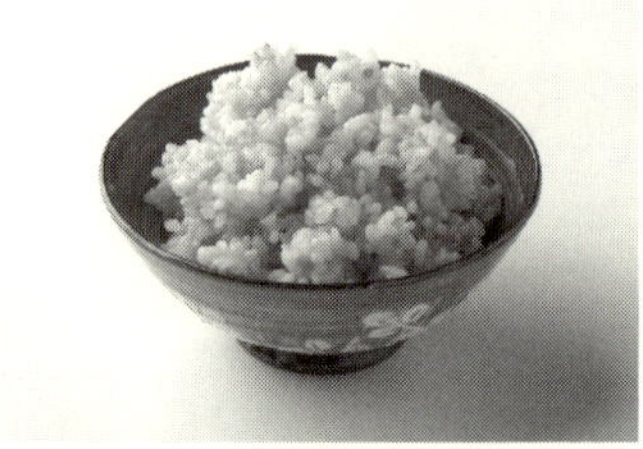
玄米ごはん

治療食、緊急食、
長寿食に共通する

下ごしらえ

02 和田屋のおだし

「和田屋のごはん」の旨味の基本はおだし。和田屋のおだしを毎日の食事に取り入れることで減塩にもつながる（和田屋のおだしの塩分は200cc あたり約0.2g 相当）。

{材料}

・水――2000cc
・昆布――10㎝
・混合かつおだし――50g
（うるめいわし40g、花かつお５g、粉末乾燥しいたけ５g）

{作り方}

1 昆布を鍋で一晩水に浸す。
2 一晩浸したものをそのままゆっくり加熱し、昆布がゆらぎ始めたら昆布を引き上げる。
3 混合かつおだしを加え、中火で５分ほど加熱する（雑味が出るので沸騰させない！）。
4 ステンレスボウルにふきんなどをかけ、鍋の中身をこして移せばできあがり。

{保存方法}

和田屋のおだしの残りは、製氷器などに入れて冷凍保存しておくと、比較的長期の保存ができて便利。

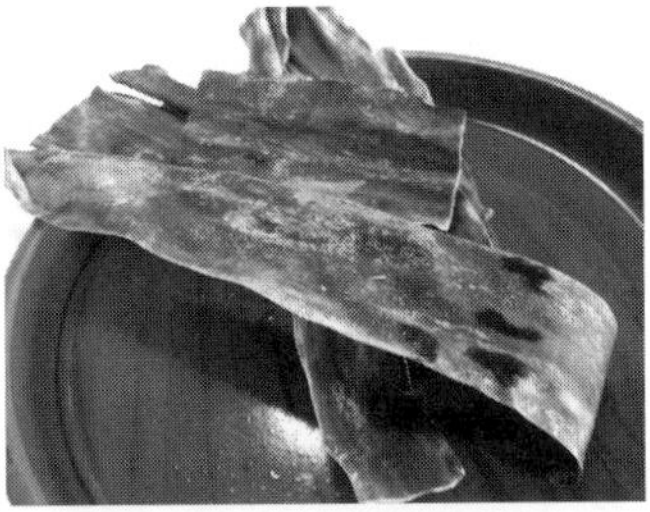

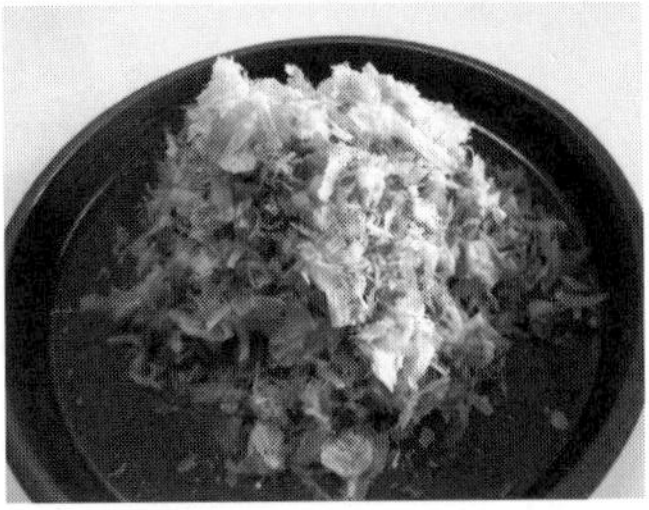

昆布（上）と混合かつおだし（下）

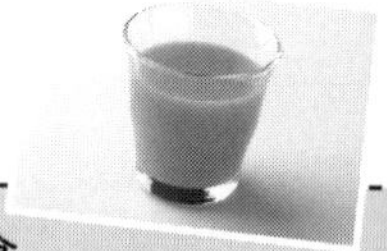

治療食、緊急食、
長寿食に共通する

下ごしらえ

03 野菜ジュース

にんじんジュース

{材料}（約300cc分）
・にんじん——500g
・レモン——1/2個

{作り方}
1 にんじんを適当な大きさに切ってジューサーにかける。
2 できあがったにんじんジュースにレモンの搾り汁を加えて混ぜればできあがり。

{保存方法}
朝に1日分を作って、冷蔵庫に保存しておくと便利。同じ要領で、トマトジュース、ほうれん草ジュース、みかんジュースなども作ることができる。

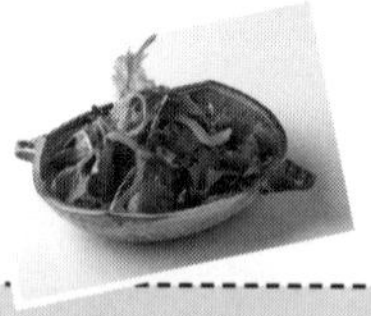

治療食、緊急食、
長寿食に共通する

下ごしらえ

04 野菜サラダ

{材料}
・旬の新鮮な野菜——適量

{作り方}
1 お好みの旬の野菜を食べやすい大きさに切って器に盛る。
2 和田屋のドレッシングをかけたり、和田屋のディップをつけたりしていただく。大豆、ハナビラタケ、豆腐、クルミ、レーズンなどをトッピングしてもおいしい。

ポイント
レシピの材料欄には「野菜200g」などとありますが、これらの分量をきっちりと守る必要はありません。創意と工夫で自分なりのメニューを作り上げてください。

治療食、緊急食、長寿食に共通する 下ごしらえ 05 ドレッシング&ディップ

ドレッシング

{材料}（1食分）

ω－3ドレッシング

・えごま油またはアマニ油――大さじ4
・酢――大さじ2
・こしょう――少々

バルサミコドレッシング

・えごま油――大さじ6
・バルサミコ酢――大さじ4
・こしょう――少々

みかんドレッシング

・えごま油――大さじ2
・みかんの搾り汁――60cc

{作り方}

材料をよく混ぜ合わせればできあがり。粗びきこしょう、ナッツ、ドライフルーツなどをトッピングすれば味のアクセントに。

ディップ

{材料}（1食分）

クルミディップ

・えごま油――大さじ6
・クルミ（無塩）――10g
・酢――大さじ1
・こしょう――少々

アーモンドディップ

・みかんの搾り汁――60cc
・アーモンド（無塩）――10g
・酢――大さじ1
・和田屋の甘酒――少々

{作り方}

材料をミキサーにかければできあがり。

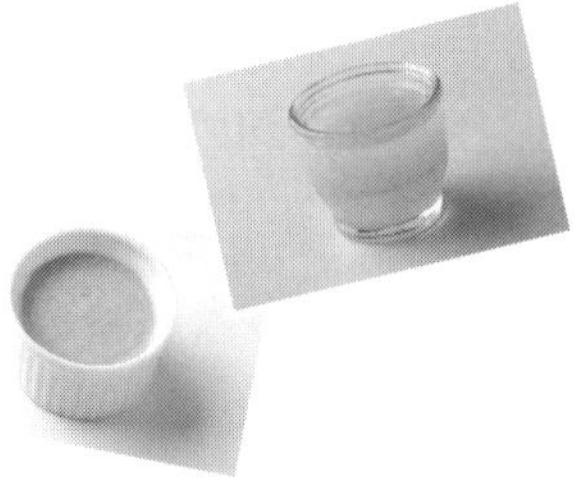

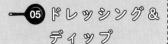

治療食、緊急食、
長寿食に共通する

下ごしらえ

06 野菜スープ

{材料}（約12食分）

・キャベツ――200g
・たまねぎ――200g
・セロリ――200g
・にんじん――200g
・水――1500cc
・和田屋のおだし――1200cc

{作り方}

1　材料をみじん切りにする。
2　みじん切りにした材料を鍋に入れて水を加える。
3　鍋を強火にかけ、沸騰してきたら少し火を弱め、こまめに灰汁を取りながら30分ほど煮る。
4　30分ほど煮たら、和田屋のおだしを加え、ひと煮立ちさせればできあがり。

{保存方法}

1食分（180cc）ずつ冷凍しておくと便利。

{食べ方}

・そのまま、あるいは湯葉、大豆、きのこ、ブロッコリーなどをトッピングして、スープとして飲む。
・トマトピューレを加えてソースにする。
・玄米ごはんを加えて煮込み、玄米野菜おじやにも。

トッピング例

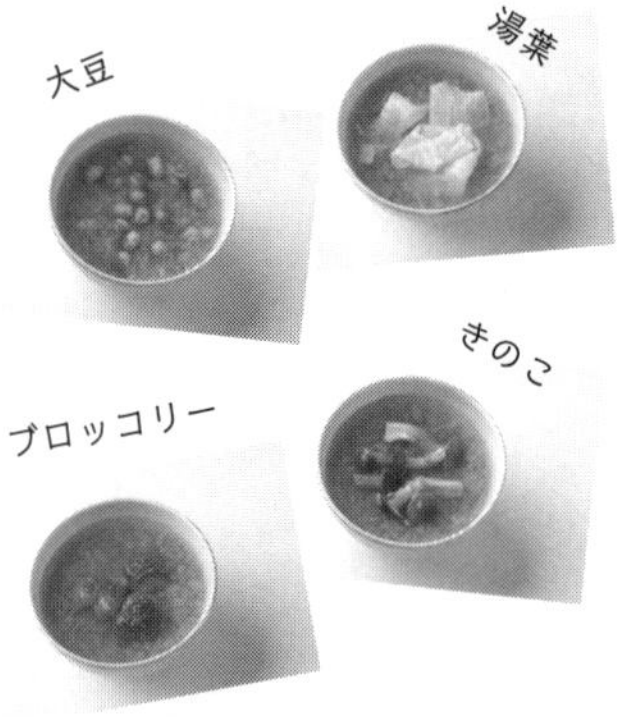

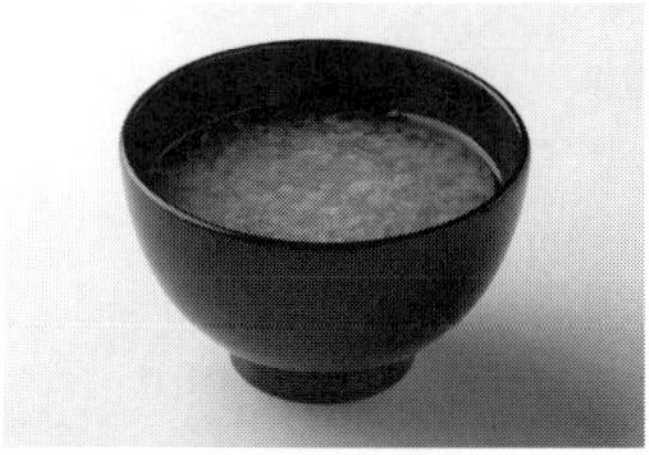

野菜スープ

治療食、緊急食、長寿食に共通する
下ごしらえ
07 干し野菜

野菜を干すと、①酵素が活性化して旨味成分が凝縮される、②カルシウム、鉄分、ビタミンB群が増える（しいたけの場合、ビタミンDが最大10倍に増える）などのメリットがあります。

{材料}

・大根、にんじん、えのきだけ、ごぼう、しいたけなど
——適宜適量

{作り方}

1　材料を食べやすい形と大きさ、使いやすい形と大きさに切る。

2　風通しのよい場所で干す。

{食べ方}

・炊き込みごはんの具として使う。

・味噌汁の具に入れる。

・煮物や炒め物に加える。

・戻し汁も煮物、つゆ物、炊き込みごはんに利用する。

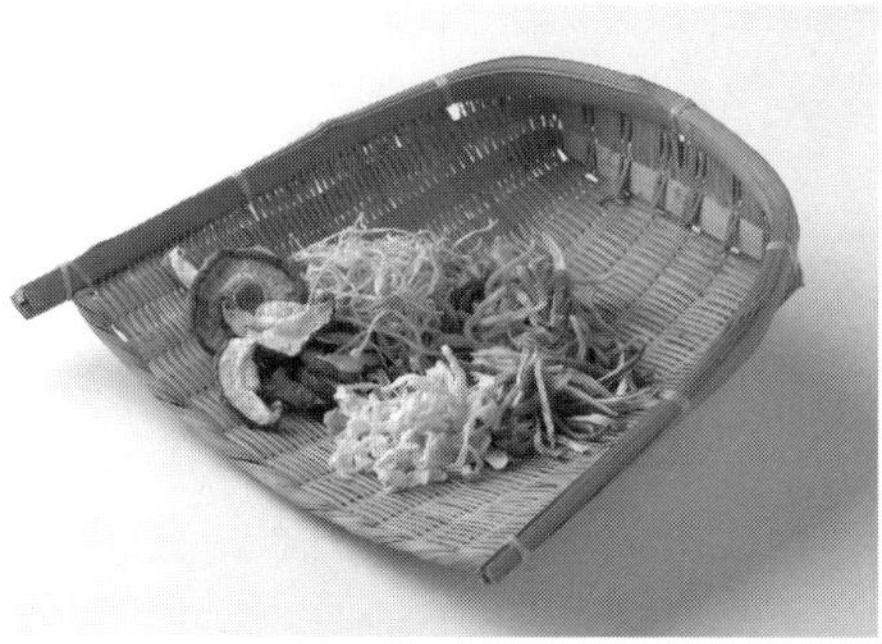

干し野菜

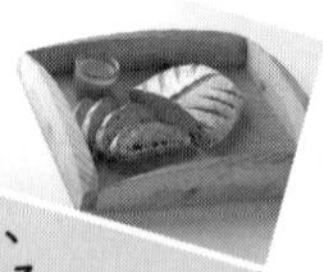

治療食、緊急食、
長寿食に共通する

下ごしらえ

08 きのこペースト

きのこに含まれるβグルカンは体の免疫力を高める効果がある。ただ、そのままでは吸収されにくいため、和田屋ではペースト状にして加熱する方法を考案。

{材料}（約1000g 分）
・しめじ――1パック
・しいたけ――1パック
・まいたけ――1パック
（※）きのこ類は手に入りやすいものを適宜使う。
・和田屋のおだし
――きのこ類の1.5倍の量

{作り方}
きのこ類をオリーブオイルでしんなりするまで炒め、冷めたら和田屋のおだしを加えてミキサーにかける。その後10分ほど火を通せばできあがり。ただし、きのこの種類によっては、味を主張するものもあるため、適宜、好みの味になるよう調整する。

{保存方法}
製氷皿などに小分けして冷凍保存しておくと便利。

{食べ方}
・全粒粉のパンにジャムとして塗る。
・だし巻き卵に混ぜる。
・汁物に混ぜる。
・ソースの素として使う。
・煮物のだしに混ぜる。

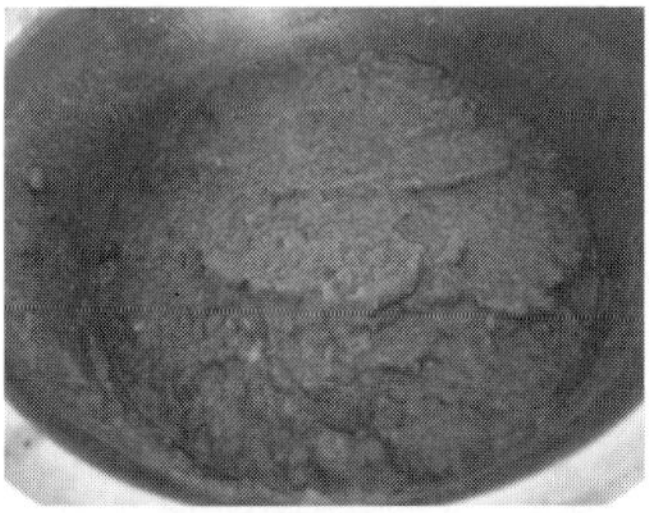

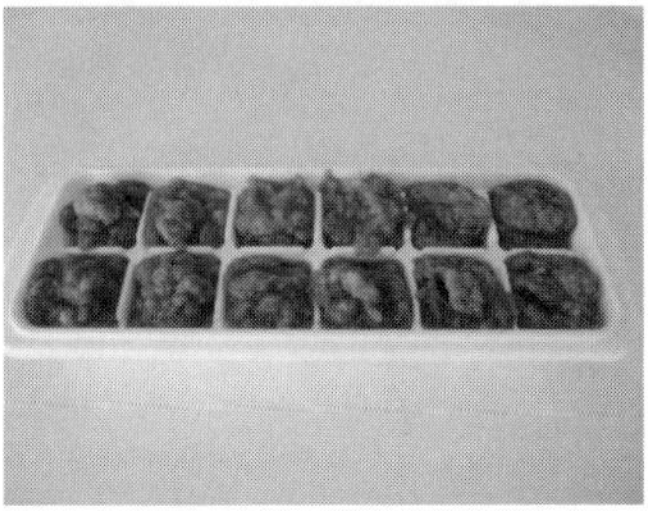

きのこペースト

治療食、緊急食、
長寿食に共通する
下ごしらえ
09 和田屋の甘酒

和田屋の甘酒は玄米を発酵させたもの。発酵させることで栄養価や味わいが増し、体への消化、吸収もされやすくなる。また、甘酒には、免疫システムに関係しているとされる腸内細菌のバランスを整える働きがある。

{材料}（約600g分）
・三分づき玄米――1/2合（90cc）
・水――3合（540cc）
・玄米麹――1合（110g）
・ぬるま湯――30cc

{作り方}
1　三分づき玄米に水を加えておかゆを炊く。
2　玄米麹にぬるま湯を加え、まんべんなく混ぜ合わせる。
3　炊飯器におかゆと玄米麹を混ぜ合わせて入れる。
4　炊飯器の蓋が閉まらないよう箸などを噛み合わせ、時々かき回しながら保温モードで8時間ほど置いておく。
5　保温終了後に味見をし、甘さが足りないと感じたら、さらに1時間保温する。
6　粗熱が取れたら、冷蔵庫で保存する。

{使い方}
・温めてそのまま飲む。
・アマニ油や酢などと混ぜてドレッシングに。
・果汁を加えて酵素ジュースに。
・各種料理の甘味の代わりに（ただし、摂氏70度以上に加熱すると、麹菌の活性が失われてしまうので要注意！）。

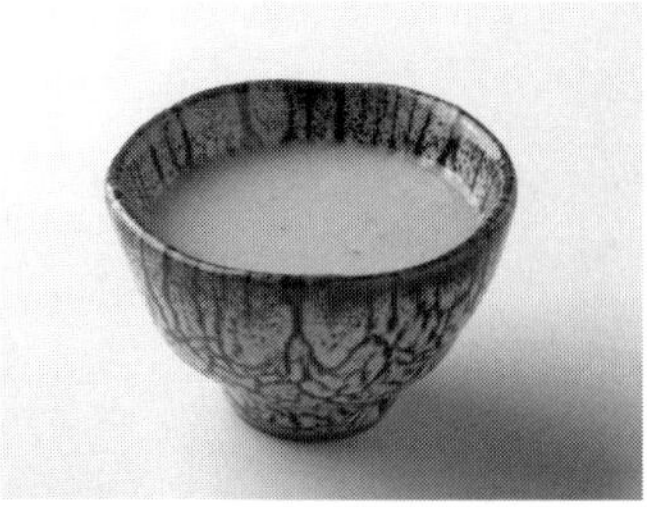
甘酒

治療食編
――がんをおとなしくさせる「いつものメニュー」

それでは、実際の「献立例」と「レシピ」の紹介に入りましょう。

最初に取り上げるのは「治療食」です。

この治療食、すなわち「がんをおとなしくさせる『いつものメニュー』」の主な対象となるのは、**手術や放射線治療を受けた経過観察中のがん患者さん**です。中には、手術や放射線治療を受けた後、一定期間、再発予防のための抗がん剤治療を受ける患者さんもおられますが、いずれにせよ治療食の主たる対象は経過観察中の患者さんであり、また、**治療食の主たる目的はがんを再発させないことにあります**。

第4章で述べたように、開設年にあたる2011年から2018年までの約7年間で見ると、およそ3000人の患者さんがからすま和田クリニックを受診されています。

そのうち、およそ半分にあたる約１５００人は再発（転移）を見ていないⅣ期未満の患者さんで、このような患者さんにとって治療食は最適の食事になると考えられるのです。

ちなみに、残り半分にあたるおよそ１５００人のⅣ期の患者さんの場合は、治療食の次に紹介する「緊急食」が最適な食事となります。ただし、Ⅳ期未満であってもⅡ期やⅢ期で再発のリスクが高いと考えられる患者さんの場合は、治療食に緊急食を取り混ぜた、より厳格な食事が必要になるケースもあります。

これらのハイリスクの患者さんを除くⅣ期未満の患者さんに最適と考えられる治療食の実際のメニューについては、朝・昼・夕の典型的な献立例とレシピにバリエーションメニューも加え、留意点も含めて別掲（合計６点）の形で詳しく紹介してあります。そして、そこに紹介した献立例をご覧いただければわかるように、次の次に紹介する「長寿食」も含めて、和田屋のごはんは患者さんが無理なく続けられるよう、飽きのこないことに配慮したメニューになっています。

なぜこのような配慮が必要かというと、食生活の見直しを中心とする治療は長続きしなければ意味がないからです。逆にいえば、食生活の見直しによる治療の効果はそれなりの時間をかけないと上がってこないということです。

そのような意味も含めて、たとえば大晦日から元日にかけての「年越しそば」と「おせち」の特別メニューも考案されています。年越しそばは、和田屋のおだし（昆布+混合かつおのおだし）をしっかり引いた上できのこペーストを加え、さらに自然薯とろろ、すりおろしわさびなどを入れていただくメニューです。おせちは、鯛の子の炊いたん（生鯛の子を煮たもの。京言葉の「炊いたん」は「煮たもの」を意味し、京都のおばんざい＝一般家庭の総菜にもよく登場する）、お煮しめ（えびいも、たけのこ、金時にんじん、ごぼうなど）、有頭えび（蒸したりゆでたり焼いたりしたもの）、柿なますの柚子釜、安納芋（さつまいもの一種）のきんとん、サラダなどのメニューです。

このように、煮炊きものに和田屋のおだしを使うと、調味料としての塩分をほぼゼロにすることができますが、塩分については体調に合わせて調節するといいでしょう。

実は、がんと生活習慣との関係、中でも食生活との関係に着目しているのは私だけではありません。

たとえば、現時点で最も詳細な研究報告として知られているのは、２００７年に公表された「食事、栄養、運動とがん」と題された報告書です。

これは米国がん研究財団と国際がん研究機関が行った共同研究報告で、21人の研究者が7000件に上る論文を分析した結果をまとめたものですが、報告書では、がんを予防する食事を中心に、運動などの生活習慣も含めて、次のような「10項目の推奨事項」を結論として報告しています。

①痩せすぎない範囲で体重を減らす。指標としては、BMI値（肥満指数。体重キログラム÷身長メートル÷身長メートルで算出）で21から23を目標とする
②毎日、適度な運動を心がける。指標としては、軽い運動を毎日30分行う
③高カロリー食品の摂取を控え、同時に甘い飲み物の摂取をやめる。指標としては、100グラムにつき125キロカロリー以下の食品を選ぶ
④野菜や果物、未精製の穀類や豆類など、植物性の食品を摂取する。指標としては、野菜と果物を1日400グラム、できれば1日600グラム摂取する
⑤豚肉や牛肉などの赤身肉の摂取を控え、ハムやソーセージなどの加工肉は食べない

指標としては、肉類は週500グラム以内、できれば週300グラム以内とする

⑥アルコールの摂取を控える。指標としては、男性は1日グラス2杯程度まで、女性は1日グラス1杯程度までとする

⑦食品の調理、加工、保存などに注意する。指標としては、塩分摂取は1日6グラム以内、できれば1日5グラム以内とする。また、かびが生えた穀類や豆類は食べない

⑧サプリメントは推奨できない。必要な栄養は食事から取る。とくに、がんを予防する目的でサプリメントを取るべきではない

⑨育児は母乳で行う。指標としては、生後6カ月までは母乳で育てる

⑩がん治療を受けた人は専門家による食事指導、栄養指導も受けるべきである

中には、私とは見解をやや異にする項目もありますが、治療食の対象となる患者さんにとっては、参考になる報告ではないでしょうか。

経過観察中の患者さんにとって、がんが再発（転移）するか否かは切実な問題です。実際、標準がん治療では、再発が最初の手術などから5年間なければ（乳がんなどのよ

うに10年間以上の経過観察が必要になるがんもあります）、がんは治ったとされます。

ただし、何をもって再発とするかについては別の考え方もできます。

たとえば、標準がん治療では、転移巣がＣＴ（コンピュータ断層撮影）などの検査機器で確認できる大きさになって初めて再発と判定されます。しかし、その場合でも再発は検査機器での確認が可能となるはるか以前に成立していたはずであり、**治療食によって微小な再発をそのままの状態に抑え込むことができるとすれば、それは再発をみなかったことと同じことになる**という考え方もできるわけです。

その意味でも、経過観察中の患者さんが私の提唱する治療食を「いつものメニュー」として実践することには大きなメリットがあるのです。

もちろん、治療食が「がんをおとなしくさせる食事」である以上、治療食の実践が新たながんを含めたがん発症の予防にもつながることはいうまでもありません。

安納芋の豆乳スープ

{材料}（1人分）
・安納芋——130g
・豆乳——30cc
・和田屋のおだし——90cc
・白こしょう——少々
・イタリアンパセリ——適量

{作り方}
1 鍋に皮をむいた安納芋を入れ、ひたひたの水で軟らかくなるまでゆで、裏ごしする。
2 鍋におだしと豆乳と安納芋を入れ、なめらかになるまで火を通し、白こしょうで味を調え、イタリアンパセリを添える。

ごはん

・玄米と十六穀米のごはん——80g

果物

・ブルーベリー——100g

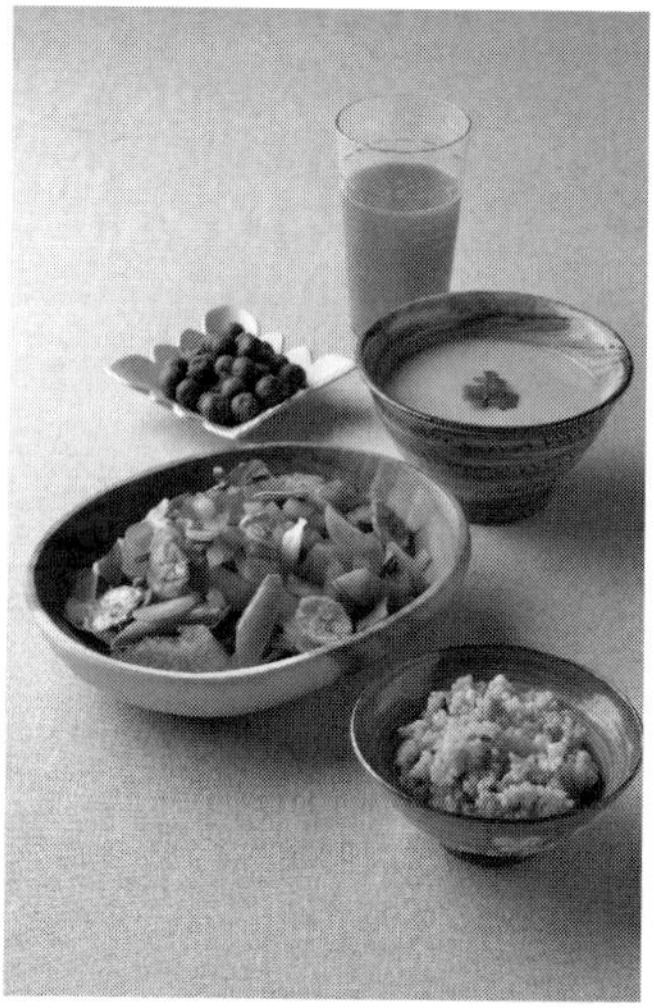

\ 朝食例 /

がんをおとなしくさせる

治療食

ジュース

{材料}（1人分）

・にんじん――500g
・レモン――1/2個
・旬の野菜、果物――適量

サラダ

{材料}（1人分）

・レタス――30g
・スナップエンドウ――30g
・サラダほうれん草――10g
・にんじん――20g
・トマト――70g
・パプリカ――30g
・干しバナナ――7g
・和田屋のドレッシング――適量

{作り方}

1　スナップエンドウを湯がく。
2　野菜を食べやすい大きさに切る。
3　**1**と**2**を混ぜ、ドレッシングをかけて盛り付け、最後に干しバナナをトッピングする。

（※）いろいろなドライフルーツをトッピングすると、味のバリエーションが広がる。

ねぎ湯葉そば

{材料}（1人分）

・そば（乾麺）——80g
・青ねぎ——30g
・湯葉（乾燥）——45g
・和田屋のおだし——300cc
・しょうが——適量

{作り方}

1 青ねぎは斜めに切り、しょうがをすりおろしておく。

2 おだしを温めておく。

3 そばを湯がき、水でしめたあとに**2**を入れ、火が通ったら湯葉も入れて温める。

4 どんぶりに**3**と青ねぎを盛り付け、しょうがを添える。

(※)湯がいたそばは水でしめることで、しこしことした食感が出る。また、無塩なので、つゆも安心していただける。

果物

・はるみオレンジ（ぽんかんと清見の交配種）——100g

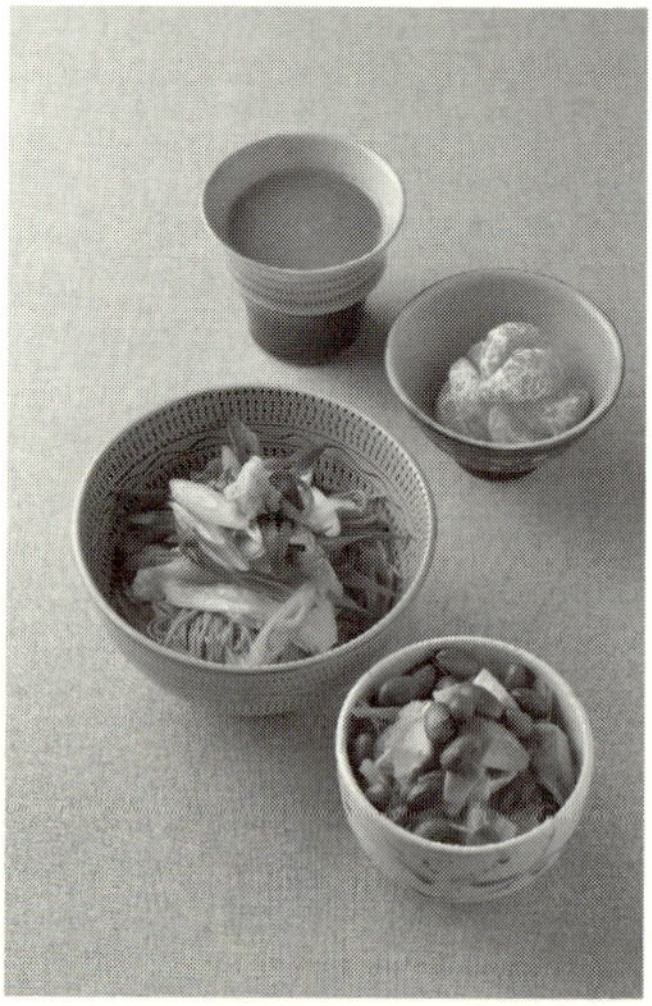

\ 昼食例 /

がんをおとなしくさせる

治療食

ジュース

{材料}（1人分）
・にんじん——300g
・りんご——140g
・レモン——1/2個

豆とアボカドのサラダ

{材料}（1人分）
・アボカド——60g
・金時豆——40g
・レタス——30g
・水菜——10g
・セロリ——15g
・和田屋のドレッシング——適量

{作り方}
1　金時豆をゆでておく。
2　野菜を食べやすい大きさに切る。
3　1と2を混ぜ、ドレッシングをかけて盛り付ける。
(※)金時豆はたくさんゆで、小分けにして冷凍しておくと便利。

・こしょう――少々

{作り方}

1　干ししいたけを水に浸けて戻し、いしづきを取っておく。

2　熱したフライパンにオリーブオイルをひき、1を絞って両面を焼き、バルサミコ酢と甘酒を温めたものに、こしょうを入れてかける。

（※）しいたけの戻し汁は味つけのアクセントになる。小分けにして冷凍保存しておくと便利。

わかめのお味噌汁

{材料}（1人分）

・わかめ（乾燥）――3g

・麩――5個

・和田屋のおだし――180cc

・減塩味噌――3g

・青ねぎ――適量

{作り方}

1　麩とわかめを水で戻す。

2　鍋におだしを入れて温め、麩を絞り、わかめと一緒に入れて温める。

3　味噌を溶き入れ、お椀に注ぎ青ねぎを添える。

ごはん

{材料}（1人分）

・玄米とうずら豆のごはん――130g

{作り方}

1　玄米にうずら豆を加えて炊く。

（※）炊いたごはんにゆでたうずら豆を混ぜると手間を省くことができる。

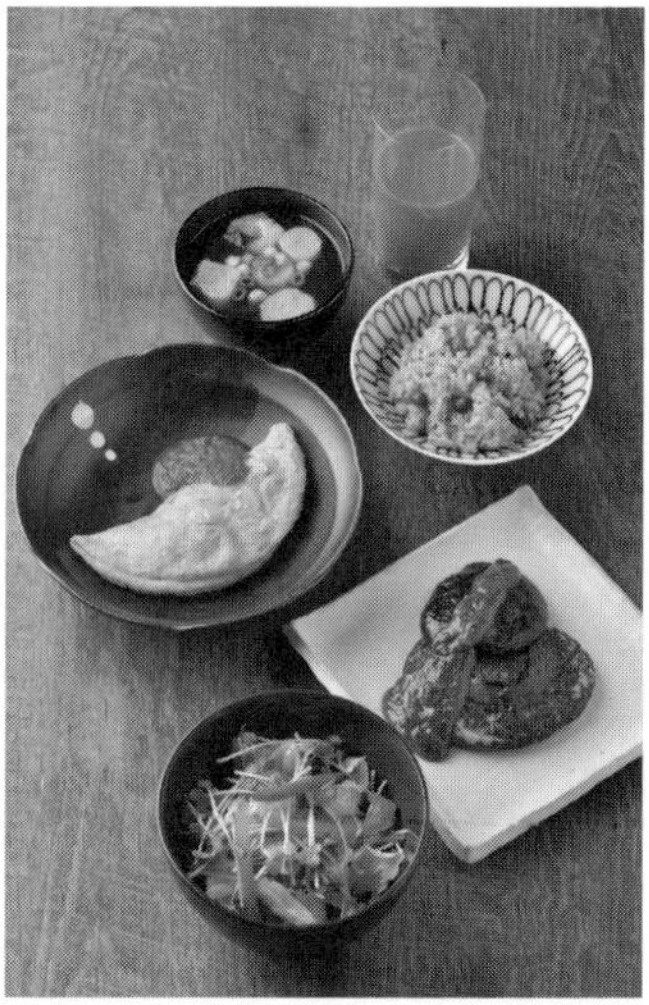

\ 夕食例 /

がんをおとなしくさせる

治療食

ジュース

{材料}（1人分）
・にんじん――300g
・トマト――140g
・レモン――1/2個

サラダ

{材料}（1人分）
・レタス――30g
・黄・赤パプリカ――15g
・かいわれ大根――20g
・和田屋のドレッシング――適量

{作り方}
1　野菜を食べやすい大きさに切る。
2　1を混ぜ、ドレッシングをかけて盛り付ける。

納豆オムレツ

{材料}（1人分）
・卵――1個
・納豆――40g
・和田屋のおだし――15cc
・こしょう――少々
・オリーブオイル――2cc
・トマトソース――20g

{作り方}
1　納豆を混ぜる。
2　卵を溶きほぐし、おだしと1を入れ、こしょうで味をつける。
3　熱したフライパンにオリーブオイルをひき、2を流し込んで巻き、トマトソース（※）をかける。

（※）完熟トマトまたはホールトマトを裏ごしして煮詰めたもの。多めにつくり、冷凍保存しておくと便利。

しいたけステーキ

{材料}（1人分）
・干ししいたけ大――2枚
・オリーブオイル――3cc
・バルサミコ酢――適量
・和田屋の甘酒――少々

▶具

1 きゅうりを縦に1.5センチ角に切る。

2 卵はだし巻きのように焼いて1.5センチの縦長に切る。

3 巻きすにのりを敷き、ごはんをのせてきゅうりと卵を中心に置いて巻く。

4 包丁をふきんでぬらし、細巻きを一口大に切る。

5 しょうがの酢漬けを添える。

ほうれん草とレンズ豆のスープ

{材料}（1人分）

・ほうれん草――30g
・レンズ豆――20g
・たまねぎ――20g
・豆腐――20g
・にんにく――1/2かけ
・和田屋のおだし――300cc
・こしょう――少々
・オリーブオイル――5cc

{作り方}

1 レンズ豆を洗い、ゆでてざるにあげる。

2 たまねぎを縦に薄く切り、ほうれん草を4センチほどに切る。

3 フライパンにオリーブオイルを入れ、包丁でつぶしたにんにくを炒め、そこへたまねぎを入れて炒める。

4 3にほうれん草を加えてさっと炒め、おだしとレンズ豆と豆腐を入れ、火が通ったらこしょうで味を調える。

(※)レンズ豆は戻さずにゆでる。別のいろいろな豆も代用可。

小松菜の炊いたん

{材料}（1人分）

・小松菜――70g
・お揚げ――10g
・和田屋のおだし――50cc

{作り方}

1 小松菜は4センチくらいに切り、お揚げを油抜きして短冊切りにする。

2 おだしに1を入れ、さっと煮る。

おやつ

・干し芋――50g

＼昼食例／

がんをおとなしくさせる

治療食バリエーション

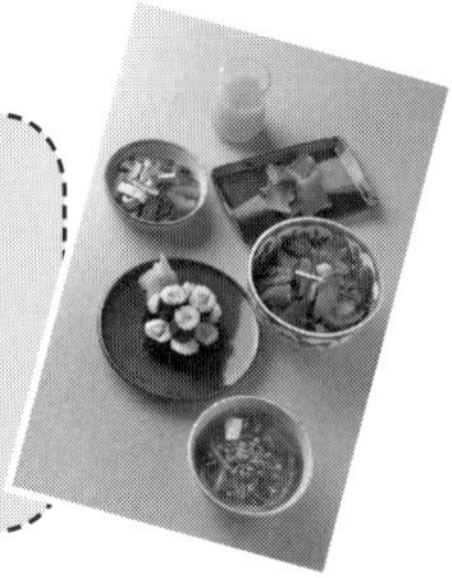

ジュース

{材料}（1人分）

・にんじん――300g
・ネーブル――200g
・レモン――1/2個

サラダ

{材料}（1人分）

・トマト――80g
・きゅうり――30g
・水菜――20g
・ピーマン――15g
・サラダほうれん草――15g
・和田屋のドレッシング――適量

{作り方}

1　野菜を食べやすい大きさに切る。
2　1を混ぜ、ドレッシングをかけて盛り付ける。

きゅうりの細巻き

{材料}（1人分）

・きゅうり――80g
・卵――1/2個
・柑橘酢――８cc
・はちみつ――５g
・ごはん（三分づき米）――150g
・昆布――５センチ
・酢――少々
・焼きのり――数枚
・しょうがの酢漬け――適量

{作り方}

▶酢飯

1　昆布を入れてごはんを炊く。
2　柑橘酢とはちみつを合わせておく。
3　酢を含ませたふきんですし桶をふき、炊き上がったごはんを移して2を一気にかけ、ごはんを切るように混ぜる。

{作り方}

1　たまねぎ、しいたけ、にんじんをみじん切りにする。
2　**1**に水切りした豆腐、山芋のすったもの、片栗粉とこしょうを加えて混ぜ合わせる。
3　2等分したピーマンの内側にぬかをまぶして**2**を詰める。
4　フライパンを熱し、オリーブオイルをひき、**3**を両面焼きにする。
5　しめじをさっとソテーして添える。

三つ葉のだし巻き

{材料}（1人分）

・卵――75g
・きのこペースト――30g
・三つ葉――30g
・和田屋のおだし――20cc

{作り方}

1　卵を溶き、きのこペーストと三つ葉のみじん切りとおだしを混ぜる。
2　熱した卵焼き器にオリーブオイルをひき、**1**を数回に分けて流し入れて焼く。
3　**2**を適当な大きさに切ってから三つ葉の葉を添える。

(※)だし巻きは中にいろいろな具材を巻いてバリエーションを広げる。

ごはん

・玄米ごはん――130g

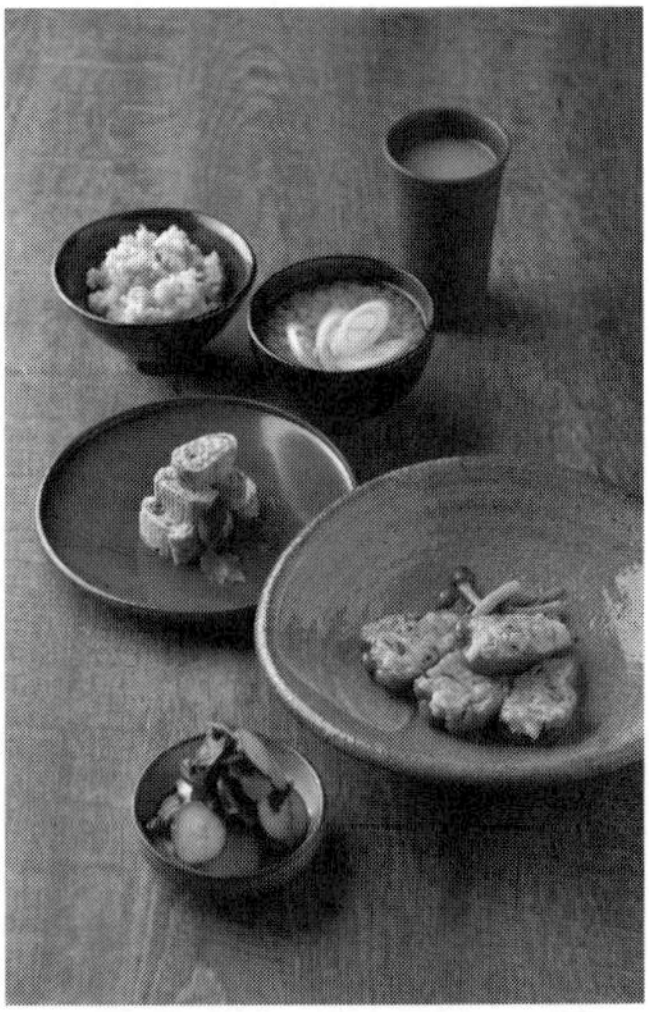

\ 夕食例① /

がんをおとなしくさせる
治療食 バリエーション

ジュース

{材料}（1人分）
・にんじん――500g
・レモン――1/2個
・旬の野菜・果物――適量

きゅうりの酢のもの

{材料}（1人分）
・きゅうり――70g
・わかめ（乾燥）――3g
・柑橘系酢――30cc
・しょうが――適量

{作り方}
1　きゅうりを輪切りにし、水気を絞る。
2　わかめを水で戻し、食べやすい大きさに切る。
3　ボウルに柑橘系の酢と1と2を入れて混ぜ、しょうがの搾り汁をかける。

スープ

{材料}（1人分）
・和田屋の野菜スープ――180cc
・白ねぎ――20g

{作り方}
1　白ねぎを斜め切りにする。
2　野菜スープを温め、1を入れてさっと火を通す。

ピーマンの豆腐詰め

{材料}（1人分）
・ピーマン――56g
・豆腐――80g
・たまねぎ――20g
・しいたけ――10g
・にんじん――15g
・山芋――30g
・しめじ――20g
・和田屋のおだし――30cc
・片栗粉――5g
・ぬか――少々
・オリーブオイル――4cc
・こしょう――少々

でた菜の花を添える。

カプレーゼ

{材料}（１人分）
・木綿豆腐――100g
・トマト――80g
・バジリコ――数枚
・アマニ油――３cc
・バルサミコ酢――３cc
・こしょう――少々

{作り方}
1 木綿豆腐を水切りし、５ミリの厚さに切る。
2 トマトは輪切りにする。
3 豆腐、トマト、バジリコの順に彩りよく重ね、アマニ油、バルサミコ酢、こしょうをかける。

ごはん

{材料}（１人分）
・玄米と小豆のごはん――130g

{作り方}
1 ごはんに小豆の固ゆでを入れて炊く。
(※)炊いたごはんにゆでた小豆を混ぜると手間を省くことができる。

ポイント
生のお魚類に粗びきこしょうと乾燥ハーブをまぶし、オリーブオイルににんにくを加えてフライパンで蒸し焼きにすると、塩を全く使わなくても美味しくいただけます。

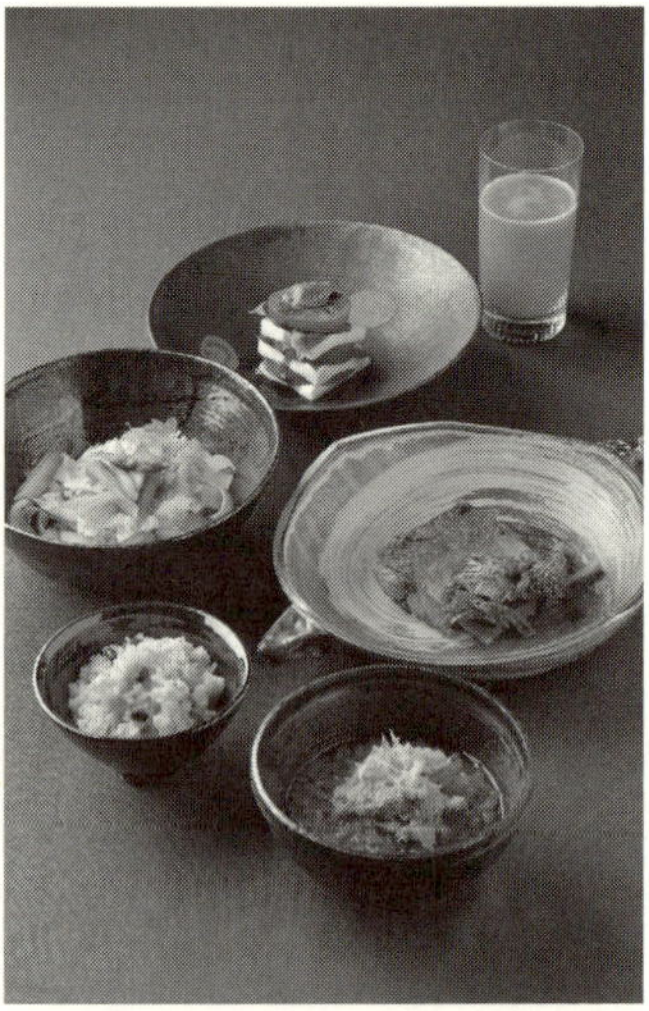

夕食例②

がんをおとなしくさせる
治療食バリエーション

ジュース

{材料}（1人分）
・にんじん――500g
・レモン――1/2個

サラダ

{材料}（1人分）
・大根――80g
・グリーンアスパラ――20g
・きゅうり――50g
・かつお節――少々

{作り方}
1　大根、きゅうりをピーラーを使って薄く削る。
2　アスパラをさっとゆで、斜め切りにする。
3　1と2を混ぜ合わせ、かつお節をかける。

スープ

{材料}（1人分）
・和田屋の野菜スープ――180cc
・とろろ昆布――3g

{作り方}
1　野菜スープを温めて器に注ぎ、とろろ昆布を添える。

鯖の香草焼き

{材料}（1人分）
・鯖――80g
・ぬか――0.5g
・オリーブオイル――2cc
・にんにく――1かけ
・菜の花――適量
・A（ローズマリー、オレガノ、ターメリック――各適量、こしょう――少々）

{作り方}
1　鯖にAをふり、ぬかをまぶす。
2　フライパンにオリーブオイルをひき、そこへ芯を除いたにんにくを縦に3等分したものを入れ、香りが出てきたら取り出す。
3　2へ鯖を入れ、両面を焼き、ゆ

緊急食編
――劇的寛解を得るための「とっておきのメニュー」

次に取り上げるのは「緊急食」です。

緊急食の主な対象となるのは、**初発巣に対する切除手術や放射線治療などを受けた後、がんが他臓器や遠隔リンパ節（初発巣に近い所属リンパ節以外の遠くのリンパ節）や骨などに転移してしまったⅣ期の患者さん**で、緊急食は**Ⅳ期の患者さんが受けている治療の効果を高め、かつ、副作用を減らすことを主たる目的としています。**

標準がん治療では、Ⅳ期の患者さんに残された手立ては、事実上、延命を目的とした抗がん剤治療に限られてきます。実際、からすま和田クリニックには、たとえば抗がん剤治療をやり尽くした後、主治医から「もうウチでできることはありません」と言われた患者さん、あるいは抗がん剤の副作用に耐え切れなくなり、歩くことすらままならないほど衰弱した患者さんなども駆け込んでこられます。

また、これから抗がん剤治療を受ける予定だがどうしたらいいのか、逆に抗がん剤治療を受けたくないがどうしたらいいのか、といった疑問や悩みを抱え、私のセカンドオピニオンを求めて来院される患者さんもおられます。

いずれにせよ、このような状況にあるⅣ期がんの患者さんに対しては、抗がん剤の減量ないしは抗がん剤治療の中止、あるいは問題となる副作用が出ない程度の量による新たな抗がん剤治療などを提案した上で、劇的寛解（標準がん治療ではおよそ考えられない寛解状態が長く続くこと）を得るための「緊急食」による治療を勧めています。

その緊急食は前述した治療食や後述する長寿食のメニューに比べるとかなり厳格なものになっています。緊急食を「とっておきのメニュー」としてあるのもそのためですが、緊急食は短期間にがんがおとなしくなる体に変えるための食事であるため、とくに以下のような点が重要になってきます。

①動物性のたんぱく質は魚類も含めて一切取らない。タンパク質は植物性のタンパク質

である大豆から取る

②野菜を普段よりさらに多く取る。その場合、新鮮な生の野菜を野菜サラダや野菜ジュースの形でたくさん取る

③塩分（ナトリウム）の摂取は基本的に食材に含まれている塩分のみとする。無塩に近ければ近いほど治療効果は上がる

このような緊急食を真面目に実践していくと、多くの場合、3カ月程度で尿pH値、N／L比、CRP値、腫瘍マーカー値などに変化が現れ、最短の場合、6カ月程度で劇的寛解が得られることもあります。

しかも、緊急食はⅣ期がんに劇的寛解をもたらすだけではありません。実は、**緊急食には抗がん剤の副作用を軽減したり、抗がん剤の効果を高めたりする働きがある**ことも報告されています。たとえば、第4章で紹介したカリウムとナトリウムに関する報告でも、尿中のカリウム含有量がナトリウム含有量の11倍を超えると、抗がん剤の副作用が軽減し、かつ、抗がん剤の効果が高まる、と指摘されています。

さらにいえば、がん細胞周辺の微細環境がアルカリ性に維持されていると、がん細胞の抗がん剤に対する耐性が減弱する、との有力な研究報告もあるのです。

したがって、抗がん剤治療を受けたい、あるいは受けざるを得ない、というⅣ期がんの患者さんに対しては、抗がん剤治療を受ける1週間前から食事を緊急食に変えるよう指導しています。実際、クリニックの患者さんからは「緊急食を始めてから抗がん剤の副作用が明らかに軽くなった」などの声が数多く上がっているのです。

ちなみに、このような治療によって寛解（病勢が進行せず安定している状態）が得られた場合には、その後の経過を慎重に観察、監視しながら、日々の食事を緊急食から治療食へと徐々に戻していきます。そして、寛解状態がその後も維持されていることが医学的に確認されれば「劇的寛解を得た」ということになるのです。

第1章でも指摘したように、たとえがんが全身に転移してしまったとしても、がんが増殖して臓器不全や通過障害などを引き起こさなければ、がんが体の中にあるという理由だけで死にいたることはありません。実際、私のクリニックにも、全身転移状態でありながらがんとうまく共生して長生きしている患者さんはたくさんおられます。

雑穀おじや

{材料}（1人分）

・和田屋の野菜スープ――180cc
・小豆（ゆで）――10g
・はとむぎ（ゆで）――10g
・レンズ豆（ゆで）――10g
・和田屋のおだし――50cc
・玄米ごはん――50g

{作り方}

1 野菜スープにおだしを加え、玄米ごはんを入れて、弱火で10分炊く。

2 そこへ、ゆでた小豆、はとむぎ、レンズ豆を加え、ひと煮立ちしたら火を止める。

果物

・キウイフルーツ――1個
・イタリアンパセリ――適量

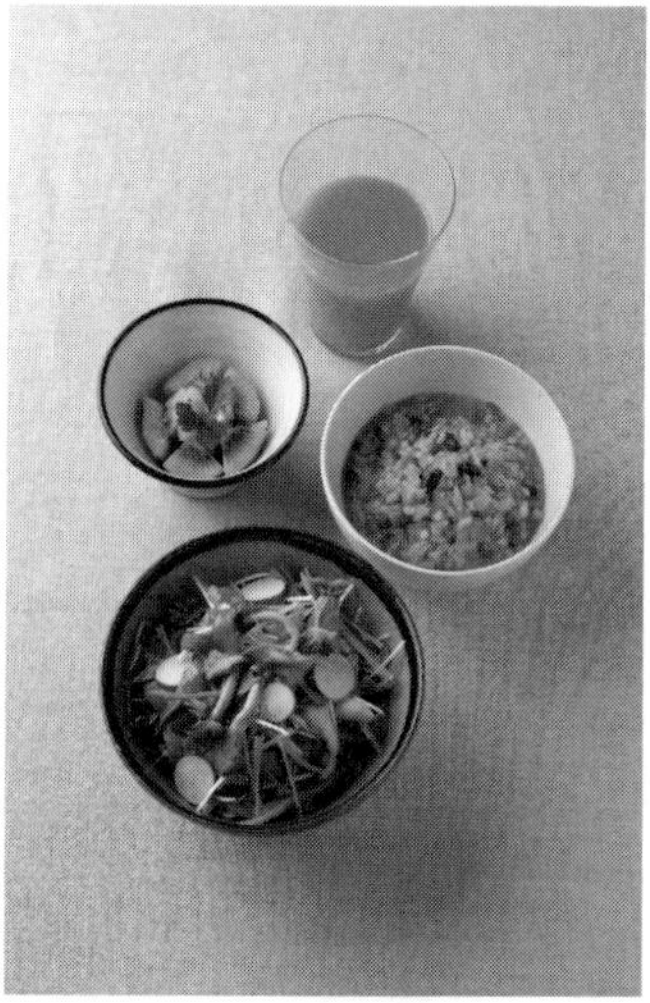

\ 朝食例 /

劇的寛解を得るための

緊急食

ジュース

{材料}（1人分）
・にんじん——500g
・レモン——1/2個
・旬の野菜、果物——適量

サラダ

{材料}（1人分）
・水菜——30g
・サラダ小松菜——15g
・ピーマン——20g
・ラディッシュ——30g
・まいたけ——30g
・しめじ——30g
・オリーブオイル——3cc
・和田屋のドレッシング——適量

{作り方}
1　野菜を食べやすい大きさに切る。
2　フライパンを熱し、オリーブオイルをひき、まいたけ、しめじをほぐして炒める。
3　**1**と**2**を混ぜ、ドレッシングをかけて盛り付ける。

キャベツ巻き甘酒かけ

{材料}（1人分）
・キャベツ——2枚
・ほうれん草——1/3束
・にんじん——40g
・和田屋の甘酒——適量

{作り方}
1 キャベツは1枚のまま蒸す。
2 にんじんは縦に1センチ角に切り、ほうれん草はそのまま蒸す。
3 キャベツで**2**を巻いて、食べやすい大きさに切る。
4 盛り付けて甘酒をかける。
(※)キャベツで巻く野菜はお好みで。

山芋とろろ

{材料}（1人分）
・山芋——100g
・和田屋のおだし——50cc
・わさび——少々
・焼きのり——少々

{作り方}
1 すった山芋に、だしを加えて混ぜ、きざみ焼きのりをかける。
2 わさびを添える。

ごはん

・玄米と黒米のごはん——80g

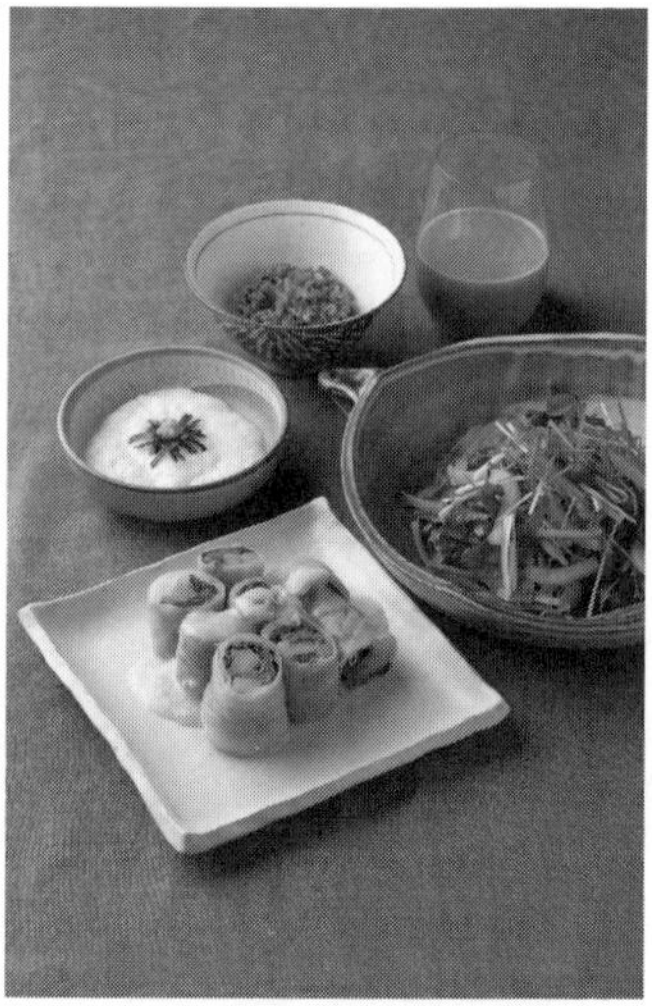

＼昼食例／

劇的寛解を得るための

緊急食

ジュース

{材料}（1人分）
・にんじん――200g
・セロリ――40g
・りんご――140g
・ブロッコリー――80g
・レモン――1/2個

豆サラダ

{材料}（1人分）
・金時豆（ゆで）――50g
・水菜――30g
・サラダほうれん草――10g
・黄パプリカ――15g
・和田屋のドレッシング――適量

{作り方}
1　野菜を食べやすい大きさに切る。
2　1とゆでた金時豆を混ぜ、ドレッシングをかけて盛り付ける。

(※)金時豆は多めにゆで、小分けにして冷凍保存。

かぼちゃスープ

{材料}（１人分）
・かぼちゃ――130g
・豆乳――150cc
・こしょう――少々

{作り方}
1　かぼちゃは皮を除いて適当な大きさに切り、ひたひたの水でゆでて裏ごしする。
2　**1**と豆乳を混ぜて温め、こしょうで味を調える。

豆腐のきのこペーストあんかけ

{材料}（１人分）
・豆腐――1/3丁
・和田屋のおだし――大さじ５
・きのこペースト――20g
・しめじ――少々
・片栗粉――適量
・水――適量
・しょうが――適量

{作り方}
1　だしにきのこペーストを入れ豆腐を煮る。
2　**1**にしめじを加え、水溶き片栗粉をまわし入れて盛り付け、しょうがをすって添える。

ごはん

・玄米のごはん――80g

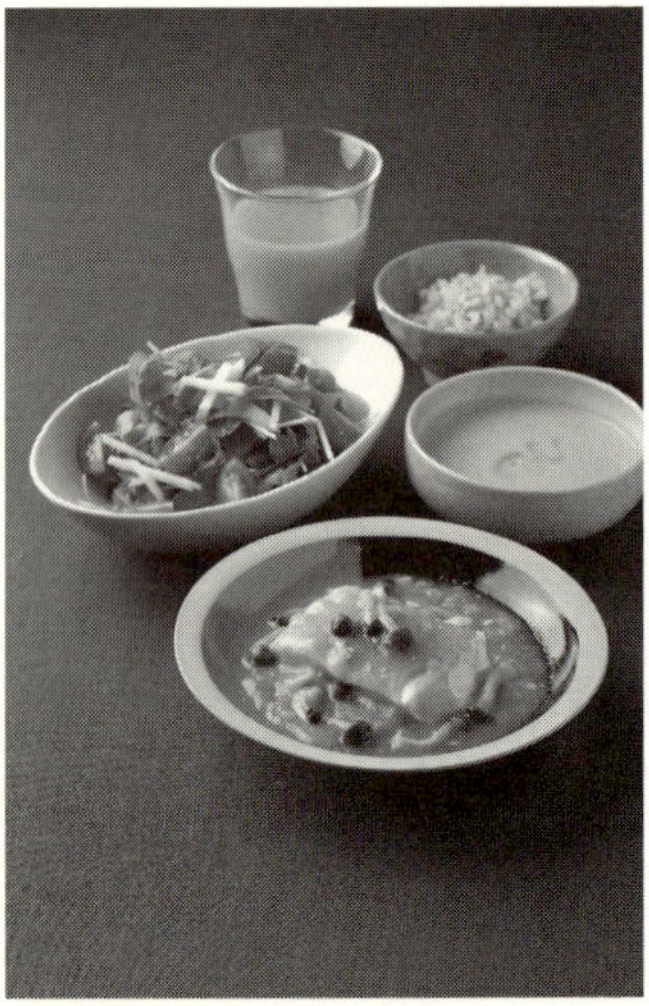

＼夕食例／

劇的寛解を得るための

緊急食

ジュース

{材料}（１人分）
・にんじん――500g
・レモン――1/2個
・旬の野菜、果物――適量

サラダ

{材料}（１人分）
・ベビーリーフ――30g
・赤・黄パプリカ――各15g
・大根――30g
・ピーマン――20g
・プチトマト――２個
・ドレッシング――適量

{作り方}
1　野菜を食べやすい大きさに切る。
2　**1**を混ぜ、ドレッシングをかけて盛り付ける。
（※）ベビーリーフはさまざまな種類の葉っぱが入っているため、時間がない時などには重宝。

かぼちゃのおじや

{材料}（１人分）

・和田屋の野菜スープ――180cc
・かぼちゃ――50g
・和田屋のおだし――100cc
・玄米と黒米ごはん――50g

{作り方}

1　野菜スープにだしを加え、玄米と黒米ごはんを入れて、弱火で10分炊く。

2　**1**にさいの目切りにしたかぼちゃを加え、かぼちゃが軟らかくなったら火を止める。

果物

・ネーブル――１個

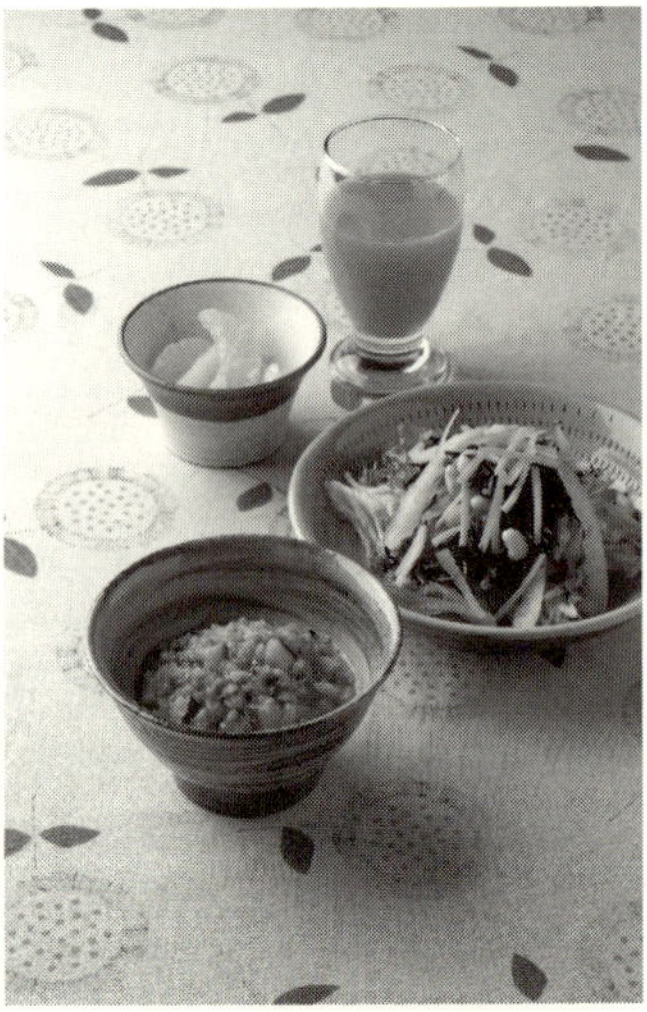

＼朝食例／

劇的寛解を得るための

緊急食
バリエーション

ジュース

｛材料｝（1人分）
・にんじん――500g
・レモン――1/2個
・旬の野菜、果物――適量

サラダ

｛材料｝（1人分）
・ひじき（乾燥）――2g
・大豆（ゆで）――20g
・にんじん――30g
・パプリカ――20g
・フリルレタス――30g
・和田屋のドレッシング――適量

｛作り方｝
1　ひじきを水に浸けて戻し、ざるにあげる。
2　野菜を食べやすい大きさに切る。
3　**1**と**2**と大豆を混ぜ、ドレッシングをかけて盛り付ける。

きのこそば

{材料}（1人分）

- 和田屋のおだし――300cc
- しめじ――90g
- えのきだけ――40g
- きのこペースト――50g
- 三つ葉――20g
- そば（乾燥）――80g
- 山椒――少々

{作り方}

1 フライパンを熱し、オリーブオイルをひいて、しめじとえのきだけをほぐして炒める。

2 だしにきのこペーストを入れて温める。

3 そばを湯がき、水でしめた後、**2**に入れて温める。

4 どんぶりに**3**と**1**を盛り付け、三つ葉を添える。

5 お好みで山椒をかける。

（※）湯がいたそばは、水でしめることで、しこしことした食感が出る。また、つゆも無塩なので、安心していただける。

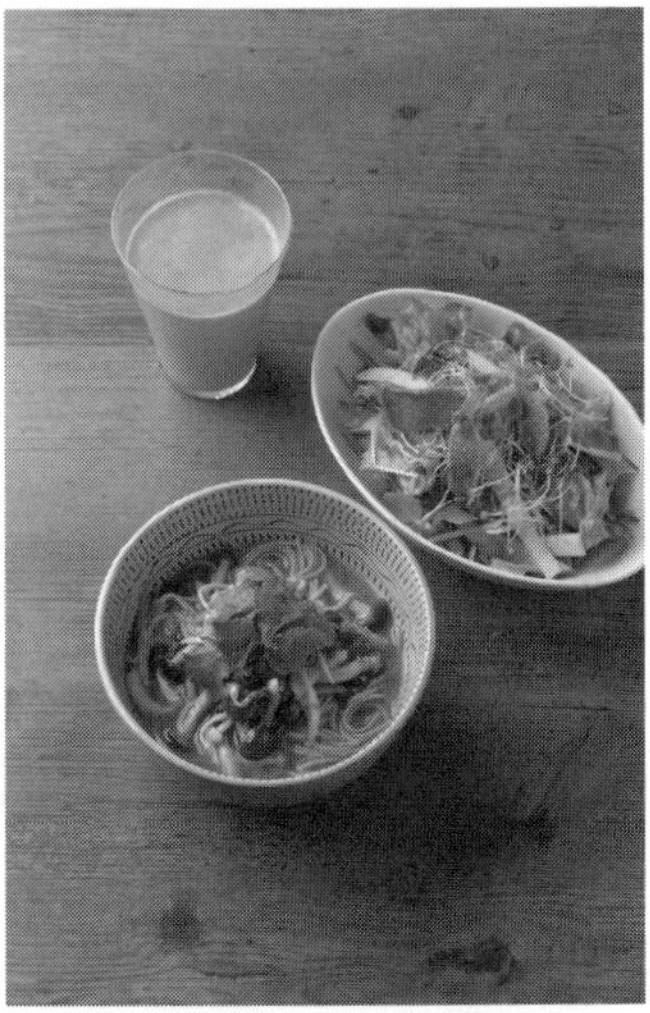

＼昼食例／

劇的寛解を得るための
緊急食
バリエーション

ジュース

{材料}（1人分）
・にんじん――230g
・ブロッコリーの芯――120g
・りんご――180g
・レモン――1/2個

サラダ

{材料}（1人分）
・セリ――20g
・水菜――20g
・大根――20g
・レタス――20g
・赤カブ――20g
・ブロッコリースプラウト――10g
・アイスプラント――2枚
・和田屋のドレッシング――適量

{作り方}
1　野菜を食べやすい大きさに切る。
2　1を混ぜ、アイスプラントを添えて、ドレッシングをかけて盛り付ける。

2 フライパンを熱し、オリーブオイルをひいて、豆腐の両面を焼く。

3 バルサミコ酢をかけ、ジューッと音がしたら、火を止めて盛り付け、スプラウトを添える。

れんこんまんじゅうきのこペーストあん

{材料}（1人分）

・れんこん――30g
・しいたけ――2枚
・和田屋のおだし――120cc
・水――適量
・山芋――50g
・きのこペースト――30g
・片栗粉――適量
・三つ葉――少々

{作り方}

1 しいたけをみじん切りにし、れんこんと山芋をすり、片栗粉を混ぜ加えて蒸す。

2 だしにきのこペーストを入れて温め、水溶き片栗粉を加えてあんにする。

3 **1**に**2**をかけ、三つ葉を添える。

ごはん

・玄米のごはん――80g

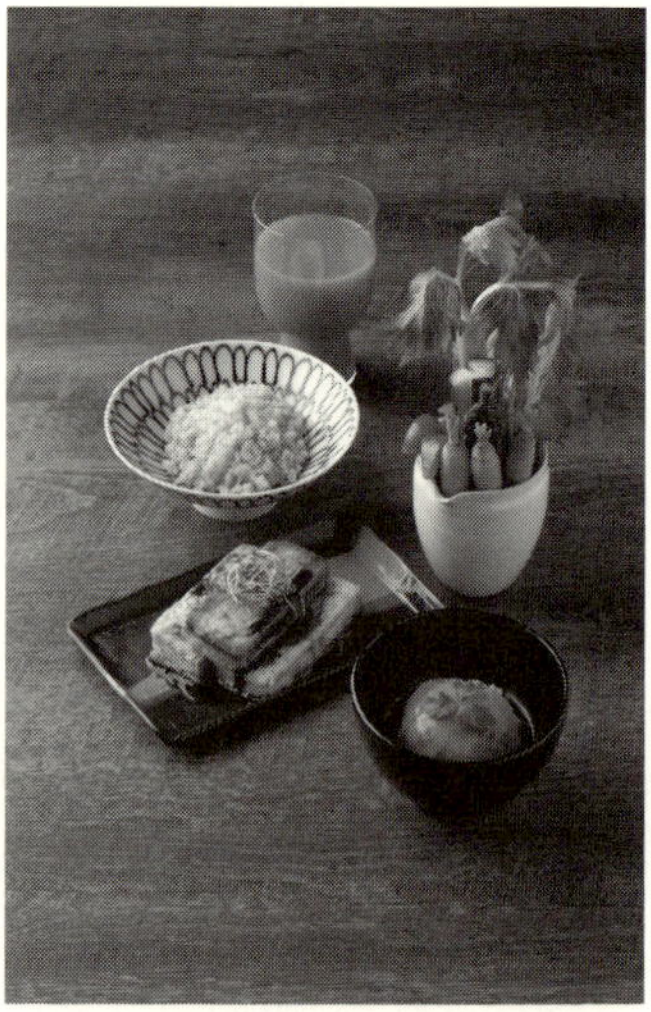

＼夕食例／

劇的寛解を得るための
緊急食
バリエーション

ジュース

{材料}（１人分）
・にんじん——500g
・レモン——1/2個
・旬の野菜、果物——適量

野菜スティックサラダ

{材料}（１人分）
・セロリ——15g
・パプリカ——20g
・グリーンアスパラ——２本
・ミニキャロット——30g
・きゅうり——1/2本
・和田屋のディップ——適量

{作り方}
1　野菜を食べやすい大きさに切る。
2　グリーンアスパラをさっとゆでる。
3　ディップをつけていただく。

豆腐ステーキ

{材料}（１人分）
・木綿豆腐——100g
・バルサミコ酢——５cc
・スプラウト——少々
・オリーブオイル——２cc
・全粒粉——少々

{作り方}
1　豆腐を水切りし、1.5センチ幅に切って全粒粉をまぶす。

ロッケにしたり、ペースト状にしてフムスにしたりするのがオススメです。ちなみに、フムスはゆでたひよこ豆ににんにく、練りごま、オリーブオイル、レモン汁などを加えてペースト状にした料理です。味は塩で調えます。

また、これらの豆類のゆで方ですが、大豆、前川金時、白花豆、ひよこ豆については、次のような手順になります。

❶豆を水で洗う
❷豆の３倍量の水に一晩浸して戻す
❸水を捨てる
❹たっぷりの水（お湯）でゆでる

また、赤レンズ豆については、以下のように簡単です。

❶豆を洗う
❷たっぷりの水（お湯）でゆでる

なお、豆類のゆで汁にはたくさんの栄養分が含まれているため、和田屋のおだしに加えるなどして利用するといいでしょう。また、無農薬の豆のゆで汁については、冷凍保存して煮炊きものに使うこともできます。

緊急食

ワンポイントアドバイス

豆類の活用で献立を豊かに

緊急食が必要な患者さんにとって、豆類は植物性のたんぱく源として、とても大切な食材になります。

その豆類には、たんぱく質のほかにも、カルシウム、カリウム、鉄分、食物繊維などの健康成分が豊富に含まれています。豆類の代表選手は「大豆」ですが、これだけでは飽きがきますし、献立のレパートリーも広がりません。

そのため、和田屋のごはんでは、大豆のほかにも「前川金時」「白花豆」「うずら豆」「赤レンズ豆」「ひよこ豆」などの豆類を献立に取り入れています。

大豆は豆類の中でもたんぱく質の含有量がずば抜けて多く、肉や魚などの動物性のたんぱく源の代替食材として最適です。

前川金時は風味豊かでコクもあるため、煮豆にするほか、玄米と一緒に炊いていただくのもオススメです。

白花豆はいんげん豆の仲間ですが、白花豆には糖質が50%も含まれているので、ゆでておやつにするのに適しています。ですが、食べすぎには注意してください。

うずら豆もいんげん豆の仲間ですが、風味がとてもいいので、こちらも玄米と一緒に炊くと相性抜群です。

赤レンズ豆は欧米ではポピュラーな豆で、スープや煮込み料理に適しています。

ひよこ豆はホクホクとした栗のような食感のある豆で、ゆでて潰してコ

長寿食編
——生活習慣病を予防、改善する「みんなのメニュー」

最後に取り上げるのは「長寿食」です。

長寿食の主な対象は、いわゆる**生活習慣病を予防、改善したい人**ですが、がんもまた生活習慣病であり、いわゆる生活習慣病を経て発症してくることも少なくないことから、長寿食は**がんを予防したい人**も対象になります。

また、長寿食を「みんなのメニュー」としているのも、このように多くの一般の人を対象にした食事だからです。

日本人の死因別死亡数の割合のワーストスリーは、第1位が悪性新生物（がん）、第2位が心疾患（高血圧性の不整脈や心不全などを除く心筋梗塞や狭心症など）、第3位が脳血管疾患（脳梗塞や脳出血など）となっています。

そして、長寿食は死因第1位の**がんの予防**、死因第2位と第3位のいわゆる**生活習慣病の予防や改善**に効果があるだけではなく、これらのワーストスリーを含めた致死的な疾患のトリガーとなる**糖尿病などの予防や改善**、さらにはこれらの疾患の背景にある**高血圧や肥満などの予防や改善**にも絶大な効果を発揮します。

また、いわゆる生活習慣病とがんの関係についても興味深いデータがあります。中でも注目すべきは肥満とがんに関するデータです。

たとえば、2009年に米国がん研究財団が公表した「がんと肥満」に関する研究報告では、割合の高い順に子宮内膜がんの49%、食道がんの35%、膵臓がんの28%、腎臓がんの24%、胆嚢がんの21%、乳がんの17%、大腸がんの9%が肥満によって引き起こされた、と結論づけられています。また、米国内の患者数で見た場合、実に年間10万人以上が肥満によってがんを発症している、とも指摘されているのです。

第2章でも指摘したように、がんは慢性炎症を引き金として発症し、肥満はその慢性炎症の典型例なのです。そして、肥満＝慢性炎症の最大の原因が日々の食生活にあることは今さら指摘するまでもないでしょう。

実は、1981年に英国オックスフォード大学のリチャード・ドル博士らが実施した疫学調査でも、発がん要因の35％を占めているのは「食事と栄養」だとされています。ちなみに、食事と栄養に続いて発がん要因の30％を占めているのが「喫煙」です。

さらにいえば、米国では1960年代に食事と疾病の関係が国家的な問題となり、両者の関係について調査や研究を行う委員会が上院議会に設置されました。この委員会は委員長を務めたマクガバン上院議員の名前にちなんでマクガバン委員会と呼ばれましたが、1977年に公表されたマクガバンレポート（報告書）は、悪い食生活ががんや生活習慣病を引き起こすことを世界に知らしめたという点で、食事と疾病に関する記念碑的なレポートになったのです。

このように日々の食事と生活習慣病（がんも含めて）はまさに表裏一体の関係にあり、ここで取り上げている長寿食もまた、今述べたさまざまな研究調査結果も踏まえながら考案されたものなのです。

その長寿食は前述した緊急食ほど厳格なものではありません。大まかにいえば治療食をやや緩やかにしたような食事で、バリエーションメニューを含めた別掲の献立例とレシピ（合計6点）にもあるように、主菜についても夕食例の「つみれみぞれ鍋」「季節の野菜カレー」「うな丼」、昼食例の「オムライス」「トマトパスタ」と、一般の方々になじみのあるメニュー、つまり「みんなのメニュー」になっています。

ただし、サラリーマンをはじめ会社などに勤めている人の場合、長寿食を朝・昼・夕の3食で実践するのは難しいでしょう。実際、サラリーマンの場合、「昼は外食」という人も少なくないはずです。

そのような場合には、たとえば朝と夕の2食を長寿食に変えてみる、という方法もあります。

あるいは、それも難しい場合は、たとえば1週間のうちの半分だけ、ないしは1週間のうちの2日間だけ、長寿食に変えてみるという方法でもいいでしょう。

肥満気味の人などは、このような食事を数カ月も続ければ、体重や血圧が改善されるなど、大きな変化を実感できるはずです。

また、サラリーマンの場合、夜の酒席で焼き鳥をつまんだり、昼の外食でかつ丼や牛丼を平らげたり、ということもあるでしょう。このような場合、夜の酒席で焼き鳥をつまむ時は併せて野菜サラダを注文する、肉を食べすぎた日は野菜や果物を意識的に多く取る、といったフォローを心がけてください。

ただし、せっかく野菜サラダを併せて注文しても、お店のドレッシングにサラダ油が使われていては、フォローの効果も半減してしまいます。実は、そのような場合に備えて、私はえごま油やアマニ油を使った手製のドレッシングを小さな容器に詰めていつも持ち歩いています。「それは名案」と思った方は、ぜひ真似をしてみてください。

がんや生活習慣病を予防する長寿食は、がんの手術を受けた経過観察中の患者さんらの治療食、不幸にしてがんが再発してしまった患者さんらの緊急食とは、食生活を見直す目的の切実さ、深刻さなどの点で大きな違いがあります。

したがって、一般の人が長寿食を実践する場合、現実的には「日々の食事にできる範囲で意識的に長寿食を取り入れていく」ということになります。ただし、食生活をはじめとする生活習慣の乱れを放置していると、やがて必ず致死的な状況を招くことになるということも、この際、しっかりと肝に銘じておいてください。

野菜ときのこのスープ

{材料}（１人分）

・和田屋の野菜スープ――180cc

・きのこペースト――30g

{作り方}

1 野菜スープを温め、きのこペーストを入れ、ひと煮立ちしたら火を止める。

ごはん

・玄米と雑穀のごはん――80g

果物

{材料}（１人分）

・りんご――100g

・レモン水――適量

・ミント――適量

{作り方}

1 りんごを一口大に切り、レモン水にくぐらせ、ミントを添える。

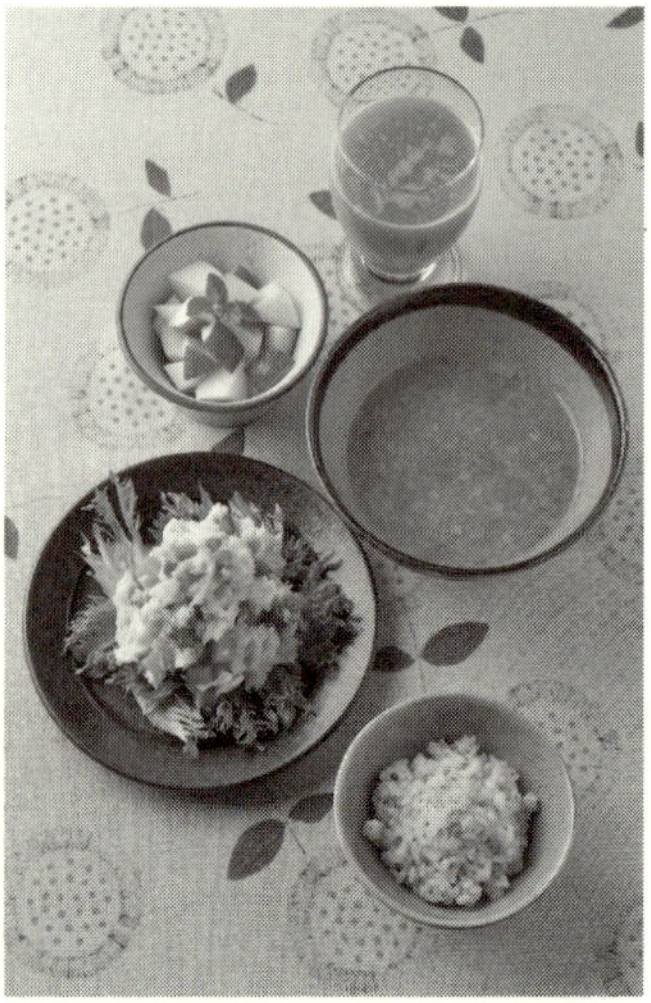

\ 朝食例 /

生活習慣病を予防、改善する

長寿食

ジュース

{材料}（1人分）
・にんじん――100g
・セロリ――200g
・キャベツ――200g
・レモン――1/2個

サラダ

{材料}（1人分）
・里芋――100g
・いんげん――30g
・にんじん――30g
・ひよこ豆（乾燥）――20g
・フリルレタス――50g
・ω－3ドレッシング――適量

{作り方}
1　ひよこ豆は一晩水に浸してからゆでる。
2　いんげんは2センチ大に、にんじんはさいの目切りに、里芋は半分に切って湯がいてつぶす。
3　**1**と**2**を混ぜ、ドレッシングを加え、器にフリルレタスを敷き、盛り付ける。
（※）豆類はまとめてゆで、小分けに冷凍しておくと便利。

おやつ（パンケーキ）

{材料}（3枚分）

・全粒粉――25g
・卵――1/3個
・豆乳――45cc
・オリーブオイル――1cc
・ベーキングパウダー――0.8g
・クルミ（無塩）――10g
・レーズン――10g
・オリーブオイル(焼き用）――適量
・はちみつ――適量

{作り方}

1 全粒粉、卵、豆乳、オリーブオイル、ベーキングパウダーをなめらかになるまで混ぜ合わせ、クルミ、レーズンを粗く刻んで加える。
2 フライパンを熱し、オリーブオイルをひき、**1**を3等分して焼く。
3 お好みではちみつをかける。

(※)ドライフルーツを生地に混ぜ合わせることで甘みが出るため、糖分の多いはちみつは好みに合わせて使用しない。

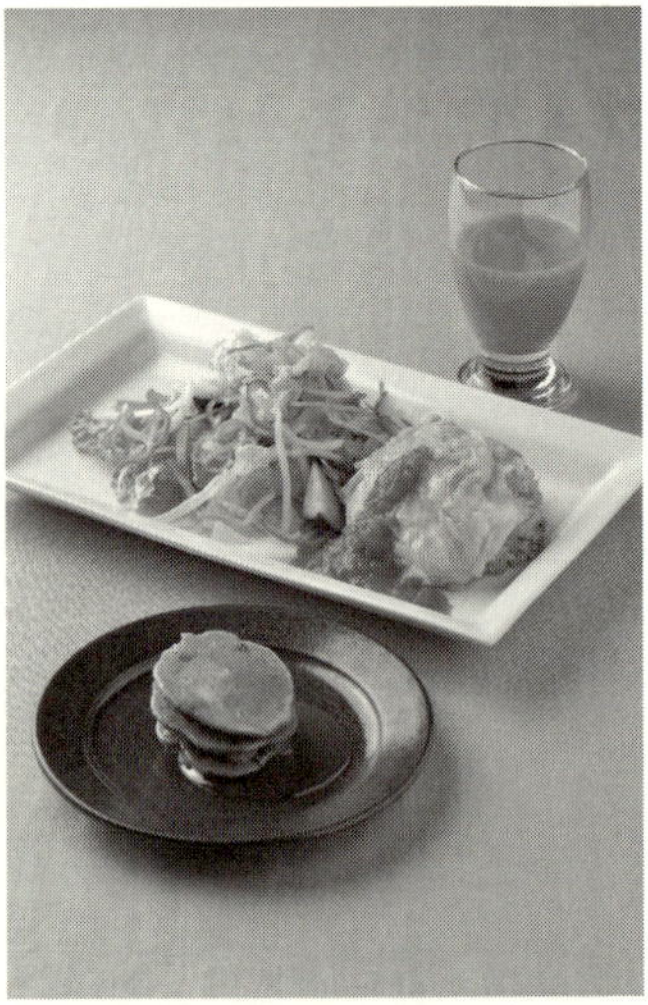

＼昼食例／

生活習慣病を予防、改善する

長寿食

ジュース

{材料}（１人分）
・にんじん――300g
・りんご――140g
・レモン――1/2個

サラダ

{材料}（１人分）
・きゅうり――40g
・サニーレタス――20g
・にんじん――20g
・ピーマン――18g
・セロリ――15g
・和田屋のドレッシング――適量

{作り方}
1　野菜を食べやすい大きさに切る。
2　1を混ぜ、ドレッシングをかけて盛り付ける。

オムライス

{材料}（１人分）
・たまねぎ――20g
・にんじん――20g
・ピーマン――15g
・卵――１個（約55g）
・玄米ごはん――100g
・トマトソース――20g
・オリーブオイル――４cc
・こしょう――少々

{作り方}
1　たまねぎ、にんじん、ピーマンをみじん切りにする。
2　フライパンを熱してオリーブオイルをひき、1を炒め、こしょうで味をつける。
3　2へ玄米ごはんを入れ、さらに炒めて、器に盛り付ける。
4　卵を溶いてフライパンに流し込み、3の上にかぶせる。
5　トマトソース（※）をかける。
(※)完熟トマトまたはホールトマトを裏ごしして煮詰めたもの。多めに作り、冷凍保存しておくと便利。

3 もやしは洗って水切りし、春雨は熱湯に数分浸けて戻す。
4 大根おろしを作っておく。
5 土鍋におだしを入れ、煮立ってきたらつみれをスプーンで丸めながら入れ、次に野菜を入れる。
6 再度ことことと煮立ったら豆腐、お揚げ、春雨、生麩を入れ、鍋に大根おろしをかけて煮る。

(※)野菜は白菜、春菊なども合う。

ごはん

{材料}（1人分）

・玄米とうずら豆のごはん——130g

{作り方}

1 玄米にうずら豆を入れて一緒に炊く。

ポイント

お肉が食べたい時は鶏肉がオススメです。たとえば、低脂肪の胸肉をミンチにして、全粒粉パン粉をまぶし、オリーブオイルで揚げてコロッケに。あるいは、ささ身をさっとボイルして、レモンやポン酢をかけてお刺身風に。

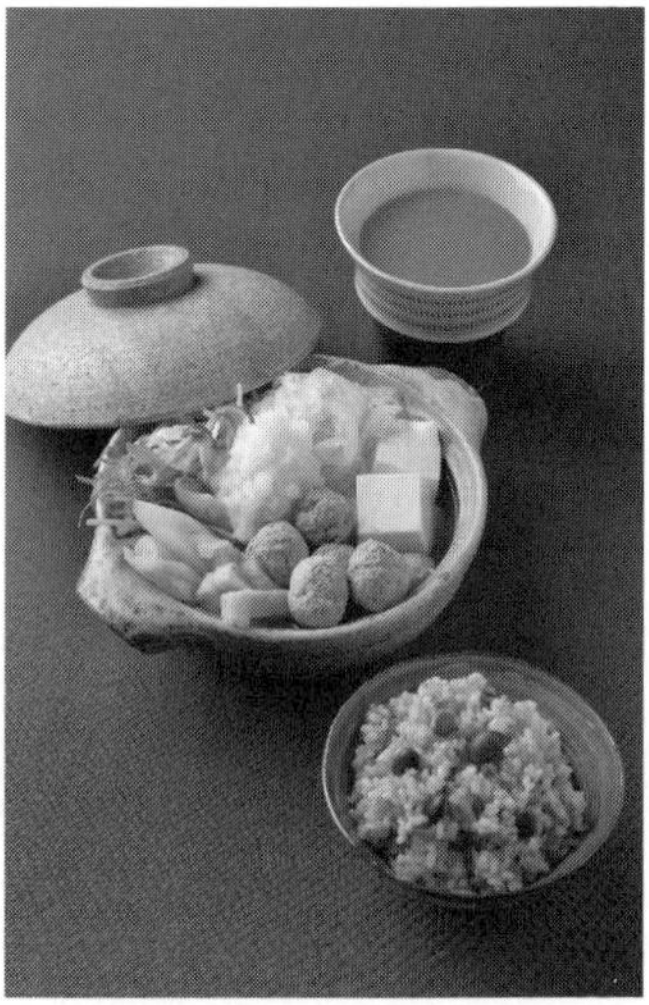

\ 夕食例 /

生活習慣病を予防、改善する

長寿食

ジュース

{材料}（1人分）

・にんじん——500g
・レモン——1/2個
・旬の野菜・果物——適量

つみれみぞれ鍋

{材料}（1人分）

・イワシ——80g
・豆腐——1/3丁
・大根おろし——100g
・もやし——50g
・白ねぎ——30g
・水菜——40g
・しいたけ——30g
・生麩——25g
・春雨——100g
・お揚げ——30g
・卵白——15g
・和田屋のおだし——450cc
・しょうが——3g
・ぬか——少々
・こしょう——少々

{作り方}

1 イワシを手開きにしてからすりつぶし、卵白、おろししょうが、こしょう、ぬかを加えて混ぜ、つみれを作る。

2 豆腐は6等分に、白ねぎは斜めに、水菜は5センチに、しいたけは3等分に、生麩は1センチの厚さに、お揚げは1センチの幅に切る。

トマトパスタ

{材料}（１人分）
・ホールトマト――150g
・にんにく――１かけ
・バジリコ――数枚
・全粒粉スパゲッティ――70g
・オリーブオイル――４cc
・こしょう――少々

{作り方}
1 スパゲッティをゆでる。
2 フライパンにオリーブオイルをひき、にんにくの芯を除き縦に４等分したものを入れ、少し色味がついたら引き上げる。
3 **2**にホールトマトをつぶして加え、５～６分加熱し、にんにくを戻す。
4 こしょうで味をつけ、ゆであがったスパゲッティを**3**にからめる。
5 お皿に盛り付け、バジリコをトッピングする。

おやつ

{材料}（１人分）
・アーモンド（無塩）――10g
・クルミ（無塩）――10g
(※)ついつい手が伸びるので食べすぎに注意！

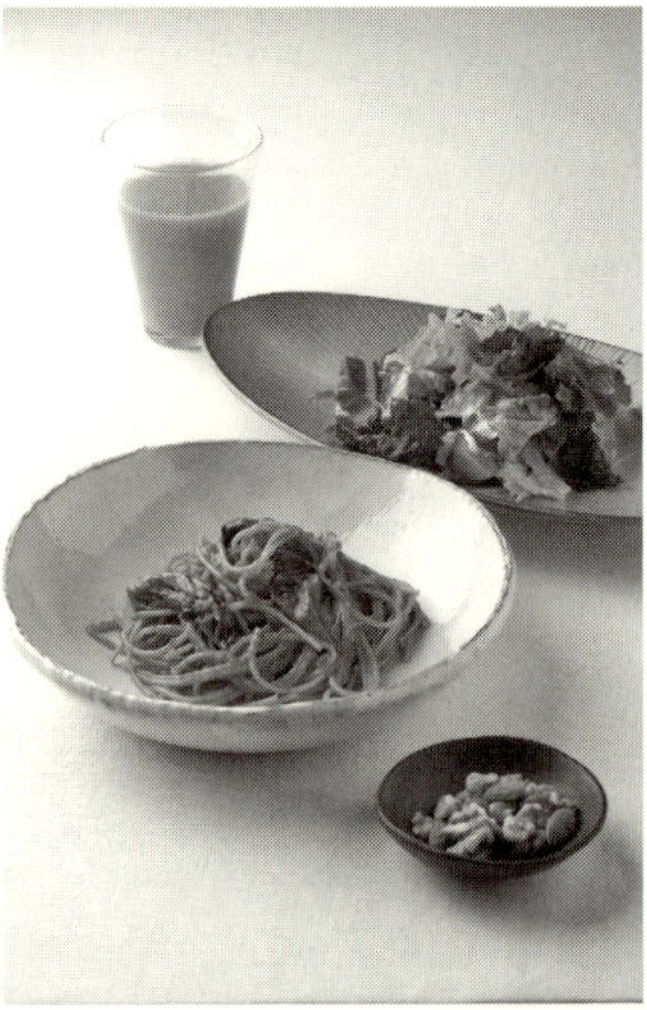

\ 昼食例 /

生活習慣病を予防、改善する
長寿食 バリエーション

ジュース

{材料}（1人分）
・にんじん――500g
・みかん――160g
・レモン――1/2個

サラダ

{材料}（1人分）
・サニーレタス――20g
・きゅうり――30g
・にんじん――15g
・サラダ小松菜――10g
・セロリ――10g
・和田屋のドレッシング――適量

{作り方}
1　野菜を食べやすい大きさに切る。
2　1を混ぜて、ドレッシングをかけて盛り付ける。

野菜ときのこのお味噌汁

{材料}（1人分）

・たまねぎ――15g
・にんじん――10g
・ごぼう――10g
・和田屋のおだし――100cc
・きのこペースト――20cc
・大豆スープ――20g
・手造り味噌――適量
・オリーブオイル――適量

{作り方}

1 鍋にオリーブオイルを入れて野菜を炒め、そこへ和田屋のおだしを入れる。野菜が軟らかくなったら、きのこペーストと大豆スープを加え、味噌を適量とく。

梅干しと自家製なすのどぼ漬け

・梅干し――1個
・なすのどぼ漬け――数切れ
・おろししょうが――適量

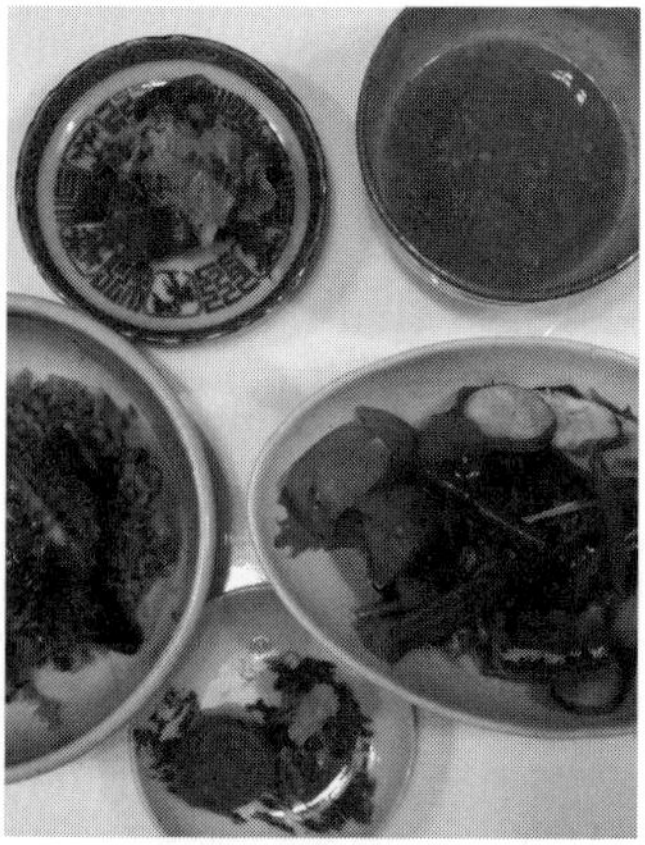

\ 昼食例または夕食例 /

生活習慣病を予防、改善する

長寿食バリエーション

うな丼

{材料}（1人分）
・市販のうなぎのかば焼き――3切れ
・玄米＋古代米――130g
・粉山椒――適量

{作り方}
1　器にごはんを盛り付け、うなぎのかば焼きをのせて、山椒をかける。

サラダ

{材料}（1人分）
・トマト――80g
・さつまいも――30g
・なす――30g
・サラダ水菜――10g
・サラダ小松菜――10g
・キャベツ――10g
・三度豆――2本
・オクラ――1本
・和田屋のドレッシング（アマニ油、柑橘系酢、粗びき黒こしょう）――適量

{作り方}
1　さつまいも、なす、三度豆、オクラは食べやすい大きさに切り、フライパンにオリーブオイルをひいて蒸し焼きにする。
2　ほかの野菜も食べやすい大きさに切り、1と一緒に盛り付け、ドレッシングをかける。

万願寺の焼いたん

{材料}（1人分）
・万願寺とうがらし――2本
・花かつお――適量
・柑橘系酢――適量

{作り方}
1　万願寺とうがらしを焼き、2つに切って柑橘系酢をかけ、花かつおを添える。

{作り方}

5 フードプロセッサーにA、Bとレッドペッパーを入れ、ペースト状にする。

6 鍋にオリーブオイルをひいて熱し、マスタードシードを入れ、パチパチとはじけたら**5**を加える。

7 ターメリックを加え中火で炒める。水分がなくなり油がしみ出てくるまでじっくり炒める。

8 十分に炒めたら水を加え煮込む。

▶D

・しめじ、オクラ、パプリカ、ごぼう、ズッキーニ、オリーブオイル——適量

・玄米ごはん——130g

{作り方}

9 野菜を食べやすい大きさに切りオリーブオイルで素揚げしておく。

10 Cでできたカレーと玄米ごはんを盛り付け、素揚げした野菜をトッピングする。

ピクルス

{材料}(1人分)

・きゅうり——60g

・パプリカ、かぶ、にんじん、セロリ——各30g

・酢——50cc

・水——100cc

・粒こしょう——10粒

・レーズン——10粒

{作り方}

1 鍋に酢、水、粒こしょう、レーズンを入れ、ひと煮立ちさせて冷ます。

2 **1**に一口大に切った野菜を入れ、一晩冷蔵庫で浸しておく。

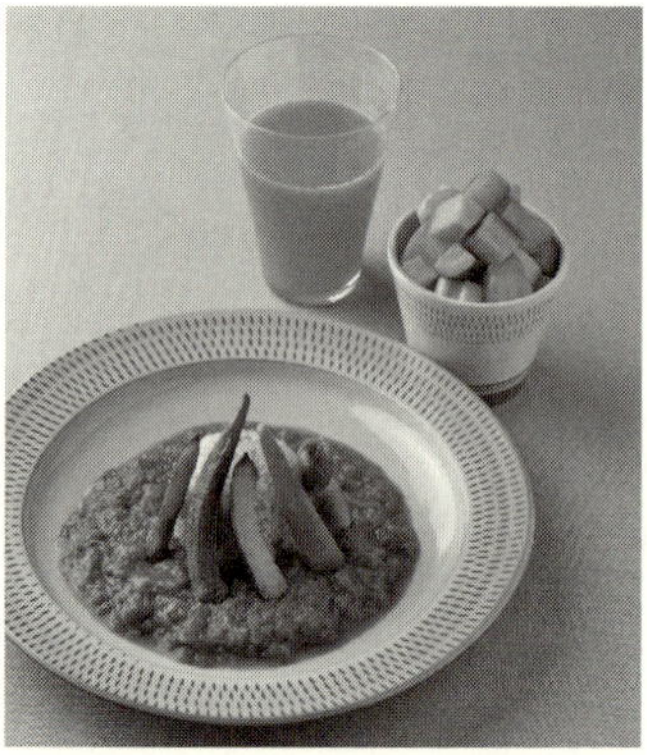

＼夕食例／

生活習慣病を予防、改善する
長寿食
バリエーション

ジュース

{材料}（１人分）
・にんじん——300g
・みかん——140g
・レモン——1/2個

季節の野菜カレー

{材料}（１人分）
▶A
・たまねぎ——１個
・クミンシード——小さじ1/2
・にんにく（薄切り）——１かけ分
・オリーブオイル——20cc ＋15cc

{作り方}
1　フライパンでオリーブオイル20ccを熱し、クミンシードを入れてシュワッと泡がたったら少し炒め、パチパチとはじけたらみじん切りのたまねぎを入れて炒める。

2　にんにくも加え、オリーブオイル15ccを追加で入れ中火から弱火であめ色になるまで炒める。

▶B
・トマトピューレ——80cc
・しょうが（すりおろし）——８g
・シナモンパウダー——少々
・カルダモンパウダー——少々
・にんにく（すりおろし）——８g
・ブラックペッパー（粗びき）、ガラムマサラ——各小さじ1/4

{作り方}
3　ガラムマサラ、シナモンパウダー、カルダモンパウダーをから煎りする。
4　鍋にトマトピューレ、にんにく、しょうがを入れ、弱火でひと煮立ちしたら、ブラックペッパーと**3**を入れ火を止める。

▶C
・レッドペッパー、マスタードシード、ターメリック——各小さじ1/2
・水——200cc
・オリーブオイル——15cc

第6章

がん治療の「パラダイムシフト」へ向けて

よくある質問に答える13の厳選Q＆A付き

第1章で指摘したように、手術にせよ、抗がん剤治療にせよ、放射線治療にせよ、がんを徹底的に排除、殲滅するという、標準がん治療の基本的なやり方や考え方は、100年くらい前から何も変わっていません。しかも、最新の標準がん治療をどんなに駆使してもなお、患者さんの約6割しか助けることができないのです。

本章では、本書の締めくくりとして、現時点で最良の治療と考えられている標準がん治療にはいったい何が欠けているのか、そして、その標準がん治療にはどのようなパラダイムシフト（発想の転換）が求められているのか、などについて、私が取り組んでいる新たな試みも含めて、私なりの考えを述べてみたいと思います。

また、本章の後半には「よくある質問に答える13の厳選Q＆A」を付録として掲載してあります。このQ＆Aでは、からすま和田クリニックを受診される患者さんからの「よくある質問」の中から、とくに第5章までに詳しく述べることのできなかった項目をピックアップした上で、それぞれの質問に対する私のアンサーをまとめてあります。

前半部分の私の考え方も含めて、ぜひ参考にしてみてください。

「自分自身も受けたい理想のがん治療」とは

標準がん治療は**EBM（Evidence Based Medicine ＝統計学的証拠に基づく医療）**とされています。ＥＢＭは臨床試験などから得られたエビデンス（統計学的証拠）を基に構築されオーソライズされた治療体系で、厳格なエビデンスに基づくことを前提とする現時点における最良の治療と信じられています。

日本の場合、ＥＢＭの概念や考え方は欧米、直接的には米国から導入されました。その後、日本のがん治療でもエビデンスに基づく方法論が整備され、がん種別に治療の手順などを定めた治療ガイドラインも作成されました。

たしかに、それまで医者たちの個別的な経験などに頼って行われてきたがん治療が、一定のエビデンスに基づいて整理され統一されたという点で、私もＥＢＭが確立されたことには一定以上の意味があったと考えています。しかし、その一方で、**このようにしていったん構築された体系は、その後に誤りや限界などが明らかになってきても、見直されたり改められたりすることはほとんどない**、という弱点を併せ持っています。

標準がん治療でいえば、たとえば目の前にいる末期の患者が抗がん剤治療で苦しもうが急死しようが、患者全体として延命効果があるとのエビデンスが存在する以上、抗がん剤治療は最も有効であり最良の治療である、とされてしまうのです。

その結果、Ⅳ期がんに対する標準がん治療の現場でどのようなことが起こっているかといえば、医者たちは「昔と違って今はよく効くお薬（抗がん剤）がありますから」「私たちも全力で支えますから希望を捨てずに頑張りましょう」などと患者さんを励ましています。多くの場合、医者たちのこのような物言いに悪意はありませんが、少なからぬ患者さんが医者の言葉を信じて「抗がん剤治療に耐え抜けば……」との希望をつなぎます。

しかも、大半の医者たちは内心では「Ⅳ期がんは治らない」と思っているのです。

ところが、ガイドラインに定められた極量が使用されるため、ほぼ例外なく患者さんは抗がん剤の副作用に苦しみ、中には治療中に副作用死してしまう患者さんもおられます。そして、辛い治療に耐え抜いたとしても、使える抗がん剤が尽きてしまえば、「もうウチでできることはありません。今後はホスピスで緩和ケアを受けてください」と宣告され、患者さんは絶望の荒野に放り出されてしまいます。

京大病院時代、私も外科医として同じようなことをしていましたので偉そうなことはいえませんが、第1章で述べたように、その一方で頭の中では「自分自身も受けたい理想のがん治療」について考え続けていました。そして、すべての医者たちが「自分のやっている治療は本当に正しいのか」「どうすれば誤りを改め限界を乗り越えられるのか」について真摯に向き合うことが必要だと、自戒の念も込めて思いいたったのです。

「EBMからSBMへ」の発想の転換を

前述したように、EBMはいうなればエビデンスを錦の御旗にⅣ期がんは治らないという前提で構築された「演繹的な治療体系」です。その結果、多くのがん治療医がエビデンス至上主義、ガイドライン至上主義に陥り、Ⅳ期がんでも劇的寛解が得られるという前例を検討しようとすらしません。つまり標準がん治療全体が柔軟性を欠いたものになってしまっているわけですが、ならば「自分自身も受けたい理想のがん治療」を実現するためには何が必要になってくるのでしょうか。

私は、今こそ「**EBMからSBMへ**」という、がん治療のパラダイムシフト（発想の転換）が急務である、と考えています。

私が考える**SBM（Science Based Medicine）**とは「**サイエンス（科学的根拠）に基づく医療**」のことで、医学論文などで科学的に証明されている事実、あるいは患者さんが実際に行って有効だった治療法など、一定の実証性があるサイエンスに基づいて積み上げられていく、全く新しい治療体系です。

また、オーソライズされたエビデンス（統計学的証拠）に基づき構築される演繹的なEBMに対して、SBMはEBMのもとでは副作用が強い、治癒不能などといわれている問題点について、なぜそのようなことが起こるのかを最近の分子生物学的な知識や知見によって検討します。そして、それらの検討を基に科学的な論理を構築し、（すなわち帰納的に）理論に基づく治療を行う医療を、ＳＢＭ（科学的根拠に基づく医療）として提唱しているのです。

つまり、ＳＢＭは研究や臨床を通じて得られた科学的事実、今までのＥＢＭでは説明のつかない事案や事象（たとえばⅣ期がんでも劇的寛解が期待できるなど）から得られた経験を基に治療を行い、治療の結果を見ながらさらに新しい論理を打ち立てていくという作業を繰り返すことで積み上げられていく治療体系です。今までのＥＢＭに基づく治療の限界を打ち破る新しい考え方を提唱しているという意味では、**ＳＢＭとＥＢＭとでは治療に対する考え方のベクトルがまさに正反対**なのです。

たとえば、本来であれば、標準がん治療（ＥＢＭ）で治癒や寛解が得られない患者さんがいた場合、医者は「この患者さんは治癒や寛解が得られなかったのに、別の患者さんはなぜ治癒や寛解が得られたのだろうか」と考え、その科学的根拠を探求してみるべきなのです。

京大病院時代の私に転機を与えてくれた「症例に学べ」がまさにこれで、実際、基礎生物学をはじめとするさまざまな医学論文を調べていくと、別の患者さんが治癒や寛解を得ることができた理由を数多く発見することができます。ところが、多くの医者たちは劇的寛解に学ぶことも理由を確かめることもなく、成果の上がっていない標準がん治療をなおも患者さんに勧めようとするのです。

ＳＢＭの１つの表れである**「がんの補完代替療法」を見ても、米国では患者さんの97％が代替療法を試みているとの報告があります。**実際、このような患者さん側のニーズを踏まえて、従来のがん治療に補完代替療法を組み入れる病院も増えてきています。

たとえば、ニューヨークにあるメモリアル・スローン・ケタリングがんセンターでは、がん専門医と代替療法医がチームを組み、既存治療と代替療法を併用した最善の治療を提供しています。同センターは１８８４年に設立されたがん専門病院ですが、設立以来、患者への優れたケアを行う病院として知られているほか、最先端の研究を行う研究機関、最高水準の医学教育を行う教育機関などとしても有名です。

ところが、日本のがん治療医はおおむね補完代替療法に無関心かつ冷淡です。これもまたＥＢＭの弊害の１つといっていいでしょう。

京大病院との「共同研究」がスタート

結局、このような問題意識から私が辿り着いたのが「**食生活でごみが溜まった（エントロピーが増大した）体をきれいにする治療**」だったわけですが、このようなサイエンス（科学的根拠）に基づく新たながん治療には今後になすべき課題も多くあります。

中でも私が重要だと考えているのは、今やっている研究や治療を学問や科学として成立させるシステムを構築することです。

そのためには、私が提唱、実践しているSBMを理論的にも検証可能なシステムとして世に示さなければなりません。具体的にいえば、1つでも多くの劇的寛解例を集めて報告するだけではなく、AI（人工知能）を使ってそれらのビッグデータを解析しつつ、前述したような論理を臨床試験などで検証していくことによって、SBMから新たなE

ＢＭを構築していくことだと、私は考えています。

そんな中、第５章までに詳しく解説した「アルカリ化食」の有効性などを確かめる共同研究が、２０１８年6月、からすま和田クリニックの症例を用いる形で、私が代表理事を務める「日本がんと炎症・代謝研究会」と京大病院との間でスタートしました。

同研究会のホームページでも告知してありますが、共同研究の正式名称は「がん治療におけるアルカリ化食及びバイカーボネイトの効果に関する症例対照研究」です。このうち、アルカリ化食とは「野菜や果物が豊富で肉類や乳製品の少ない食事」のことで、バイカーボネイトとは胃酸の中和などに用いられる「重曹」のことです。

第4章でも指摘したように、アルカリ化食を行っても尿pHがアルカリ性に傾いていかない患者さんに重曹を服用してもらうと、多くの場合、尿pHはたちどころに酸性からアルカリ性へと変化していきます。重曹の持つアルカリ化作用は、それほどまでに強力なのです。

そして、共同研究では、「標準がん治療」に加えて「アルカリ化食・バイカーボネイト治療」を受けたからすま和田クリニックの患者さんを「症例グループ」、一方、「標準がん治療」だけを受けた京大病院の患者さんを「対照グループ」として、それぞれのグループにおける「増悪の程度」や「生存率」を比較し、アルカリ化食・バイカーボネイト治療の有効性を確かめていきます。

当然のことながら、その際には患者さんの年齢や性別、がんの組織学的診断や病期、手術の有無、再発（転移）の有無、治療内容などの諸条件はマッチさせて比較します。具体的にいえば、からすま和田クリニックの診療録と、京大病院の診療録から、右の諸条件などが一致する患者さんを抽出して、増悪の程度や生存率などを比較していく症例・対照研究です。

共同研究の期間は２０１８年６月８日から２０２３年６月７日までの5年間となっていますが、がんの「増悪の程度」については、腫瘍マーカーなどの血液検査所見、尿検査所見、ＣＴ（コンピュータ断層撮影）やＭＲＩ（磁気共鳴画像）やＰＥＴ（陽電子放射断層撮影）などの各種画像所見などを見て比較します。また、中には不幸にしてお亡くなりになった患者さんもおられますから、お亡くなりになるまでの期間を比較することで、両グループにおける「生存率」も知ることができるのです。

ヒトという「小宇宙」が生み出す「がん」

実は、私が代表理事として設立した「日本がんと炎症・代謝研究会」と「からすま和田クリニック」がかつて実施した研究「データサイエンス的手法を用いたがん患者生存因子の研究」でも、肺がん、膵臓がん、胃がん、悪性リンパ腫などの各種のがんにおいて、アルカリ化食とバイカーボネイトの服用ががん治療の効果を高める可能性があるとの結果が出ていました。

この研究は2016年7月にJMTO（日本・多国間臨床試験機構）によって正式に承認された研究です。対象とされたのはからすま和田クリニックの患者さんでしたが、この研究で得られた結果をさらに検証すべく、その後、新たに立案されたのが京大病院との共同研究だったのです。

きっかけは、私とは旧知の間柄にある京大病院肝胆膵・移植外科教授の上本伸二先生に私のクリニックにおける膵臓がんの長期生存例、すなわち劇的寛解例をお見せしたことでした。膵臓がんはきわめて予後の悪いがんとされています。上本先生も長期生存例に驚いておられましたが、私が「今後、この方面での共同研究をやりませんか」と打診したところ、早速、上本先生が動いてくださったのです。

この共同研究によってバイカーボネイト治療を含めたアルカリ化食の有効性を実証できれば、私が提唱、実践してきたがん治療に一定のエビデンスが存在することを世に示すことができます。そして、このような比較研究をさらに続けていけば、いずれはアルカリ化食を中心とする治療、すなわちがんをおとなしくさせる食事を中心とする治療の十全なエビデンスを世に示すことができると、私は考えています。

しかも、京大病院との共同研究の共同研究者にも名前を連ねていただき、からすま和田クリニックで診療も担当していただいている浜口玲央先生や成井諒子先生、同じく私のクリニックで診療を担当していただいている長谷川充子先生など、私の治療や研究に共鳴、協力してくださる若い先生も増えてきています。

もちろん私自身もまだまだ頑張るつもりですが、彼らや彼女らの協力も得ながら、アルカリ化食を中心とするがん治療が標準がん治療の併用療法として市民権を獲得し、多くの患者さんにとっての福音となる日が1日でも早く来ることを願ってやみません。

がんはヒトという小宇宙＝人体にできる異物のようなものですが、がんを生み出すのもまたほかならぬ人体＝自分であることを考えれば、がん治療に対する考え方もおのずと違ったものになってくるはずです。がんを生み出した生活習慣、中でも食生活を改めさせずに治療を行っても、ものの道理として、がんがおとなしくなるはずがありません。

結局、**がん治療医として劇的寛解に導きたいと思えば、がんが生み出されるメカニズムに着目し、がんが生み出されにくい体をつくる以外に、本質的かつ有効な治療法はないのです**。その意味でも、「アルカリ化食」を中心とするがん治療が、いかに「がんの本質」を捉えた効果的な治療法であるかが、おわかりいただけるのではないでしょうか。

付録

よくある質問に答える13の厳選Q＆A

Q1　からすま和田クリニックの受診方法を教えてください。

A1　お電話にて事前に予約を取っていただいた上で、まずはセカンドオピニオン外来を受診してください。

セカンドオピニオン外来は、制度上、自費診療となります。

また、セカンドオピニオン外来は基本的に私が承りますが、患者さんが多くお見えになっている場合は別の医師が承る場合もあります。

Q２　実際の治療はどのように進められるのですか。

Ａ２　まずは初診時にご用意いただいた主治医の紹介状（診療情報提供書）、血液検査の結果、ＣＴやＭＲＩの画像などを拝見させていただきます。

そして、患者さんの現在の状態を把握し、患者さんのご希望もお聞きした上で、最もふさわしいと考えられる治療計画を提案させていただきます。

患者さんが治療計画に納得された場合、おおむね現在通院中の病院での診療を続けながら、当クリニックにも通院していただくという形になります。

Q３　治療方針を巡って通院中の病院と問題が生じることはありませんか。

Ａ３　食生活をはじめとする生活習慣の見直しに反対する主治医は基本的にいないと思いますが、主治医が患者さんの希望を受け入れてくれないような場合もあります。中でも、しばしば問題となるのが抗がん剤の減量と抗がん剤治療の中止です。ただし、最初に理解が得られなくても、最終的に理解が得られるケースも少なくありません。

Q4　和田先生は標準がん治療を否定されているのですか。

A4　私が提唱している新たながん治療は、食生活の見直しによって「がんが住みにくい体をつくる治療」を中心として、これに「免疫力を高める治療」と「標準がん治療」をうまく組み入れたものです。

したがって、**私は標準がん治療をすべて否定しているわけではありません。**とくに最初に行われる体への侵襲性が低い手術、あるいは侵襲性の高い手術の代わりに行われる最初の放射線治療などは、積極的に受けている患者さんがほとんどです。

また、**抗がん剤治療にしても、アルカリ化食による治療を併せて実施することで、副作用が出ない程度の量で著効が得られるケースも少なくありません。**

Q5　がんと診断されてからもたばこをやめられないのですが。

A5　**喫煙は百害あって一利なしです**。そもそも、劇的寛解を得るための治療を受けながら喫煙を続けるのは本末転倒です。本気でがんをおとなしくさせたいと思うのであれば、この際、たばことはきれいさっぱりと縁を切りましょう。

Q6　治療中は禁酒したほうがいいのでしょうか。

A6　最近、私のクリニックでも大腸がんの患者さんが増えていますが、背景には必ずといっていいほどアルコールの過剰摂取があります。
アルコールの過剰摂取は消化管の慢性炎症、ひいては発がんの大きな原因となります。したがって、がんをおとなしくさせるためには、**少なくとも治療中のアルコール類の多飲は控えたほうがいい**でしょう。

Q7　がんのほかにも糖尿病も抱えており、果物に含まれる糖分が心配なのですが。

A7　糖尿病を基礎疾患に抱える患者さんの場合、糖分の摂取による血糖値の上昇を注意深く監視しながら、食事のメリットがデメリットを上回るよう指導しています。要は、第5章で述べたように、どのように最適な組み合わせを判断していくかの問題です。

ちなみに、私のところに来られる糖尿病のある患者さんにからすま和田クリニックで勧める食事、とくに**果物をしっかり取る食事を勧めると、糖尿病がきわめてよくなることがしばしばあります**。つまり、**果物が悪いというよりも、そのほかの食生活を改善すれば、たとえ糖尿病であっても、果物を問題なく取れる**ということです。

また、人工透析を受けているなど、腎機能に問題のある患者さんの場合、野菜に含まれるカリウムが問題になります。この場合は血液データなどを監視しながら、野菜の摂取量などの見直しを適宜行います。

Q8 βカロテンをたくさん取ると体に悪いと聞きましたが。

A8 βカロテンの過剰摂取ががんや心疾患による死亡を増やす、との注目すべき比較試験結果があるのは事実です。

しかし、これはβカロテンをサプリメントとして単一的かつ大量に摂取した場合の話です。βカロテンは体内でビタミンAに変化しますが、βカロテンを野菜などの食材から摂取した場合、体に必要な量のみがビタミンAに変化して作用します。

また、この試験は肉食や喫煙や飲酒などの制限をせずに行われており、バイアス（偏り）がかかっている可能性が高いとも考えられます。

したがって、**βカロテンを野菜などから摂取することに問題はありません。**毎日のにんじんジュースも安心して飲んでください。

Q9　食品に含まれる添加物は気にしなくていいのでしょうか。

A9　第5章で紹介した英国オックスフォード大学のリチャード・ドル博士らが実施した疫学調査では、いわゆる食品添加物ががんの発症に及ぼす影響は1％にすぎないとされています。

むしろ問題にすべきは、発がん要因の35％を占めるとされる食事と栄養、同じく30％を占めるとされる喫煙です。中でも、食事で摂取される脂肪は大きな発がん要因になる、ということが、別の疫学調査でも明らかになっています。

したがって、**食品添加物を気にするよりも、がんが住みにくい体をつくるための食事に注意を払うほうが、はるかに合理的**ということになります。

ただし、日本で認可されている食品添加物の種類が300であるのに対して、欧米など諸外国では100以下となっています。私のクリニックの患者さんが外食をすると、尿pHが酸性化することを実感していますので、**食品添加物に気をつけるに越したことはありません。**

Q10 がん細胞の内側を酸性化する薬もあると聞いたのですが。

A10 がん細胞は細胞の内側をアルカリ性、外側を酸性に保ち、内側と外側の電位差からエネルギーを産生することで活性を保っています。

実は、この点に着目して、がん細胞の内側を酸性化する薬の開発が試みられましたが、深刻な副作用がネックとなって失敗に終わっています。

たとえば、アミノライドやカリポライドなどの薬剤は臨床試験の段階まで進みましたが、予期せぬ死亡例を含む副作用によって開発中止となりました。

したがって、現時点では、**食生活の改善などによってがん細胞の外側をアルカリ性に変えることが最も安全で効果的な方法**ということになります。

Q11 高容量ビタミンC点滴の効果を疑問視する声もありますが。

A11 その点は私も承知していますが、ビタミンCはがん細胞周辺の酸性条件や炎症状態などを改善するとの最新の研究報告があり、かつ、膵臓がんなどある種のタイプのがんには高容量ビタミンCの点滴が奏効したと考えられるケースも現実に存在します。

ビタミンCの効用は「電子供与体」という特性にあります。酸化状態にある場に電子を与えて還元する特性があるのです。そのため、ビタミンCはきわめて強い抗炎症剤として使うことができるのです。

患者さんの害にならないのであれば、有効性が指摘される治療は取り入れる、というのがＳＢＭを目指す私の基本的なスタンスです。したがって、効果が期待できる患者さんに対しては、高容量ビタミンCの点滴による治療も提案しています。

Q12

100歳を超えるような高齢者が長寿の秘訣を尋ねられ、「1週間に2回、肉を食べること」と答えていたテレビ番組がありました。やはり動物性のたんぱく質は健康長寿に欠かせないのではないでしょうか。

A12

この問題を考える際にまず重要なのは、第5章でも指摘したように、植物性のたんぱく源は動物性のたんぱく源に比べて、たんぱく源がどれくらい身になるかという点で劣っているという事実です。

それを踏まえた上で、２０１４年に医学雑誌『Cell Metabolism』で発表された「たんぱく質摂取と寿命」などに関する医学論文（著者はMorgan E. Levine et al.）を紹介しましょう。

結論としては、65歳以下の場合、高たんぱく食は寿命を縮める、とされています（これは動物性たんぱくについての話で、植物性たんぱくについては該当しません）。ところが、65歳以上の場合、高たんぱく食は寿命を延ばす、とされ、低たんぱく食は有害である、とも書かれていました。

これらの結論を踏まえた上で、長寿の秘訣についてのご質問にお答えするならば、一般に高齢になるほど食事量そのものが減っていくため、1週間に2回ほど肉を食べることによってたんぱく質の摂取量が最適化されていた、ということになります。したがって、このような**特別な条件下にでもない限り、動物性**

たんぱく源が健康長寿をもたらすとはいえないのです。

また、**肉食ががんを増加させるという報告もありますので、動物性たんぱくはがん治療時や治療終了直後には取らないほうが無難**です。

Q13　緊急食を続けた場合、具体的にどのような数値の変化が現れてくるのでしょうか。

A13

多くの場合、原発巣や転移巣の縮小など、がんがおとなしくなっていくのに先立つ形か、それに並行する形で腫瘍マーカー値、CRP値、N／L比などが下降していきます。また、尿pHも酸性からアルカリ性にシフトしていきます。劇的寛解が得られたケースでいえば、例えばCRP値が0・25から0・005などへと急降下していく場合もあります。同様に、N／L比も12から2などへと大きく下降していきます。

N／L比（リンパ球＝Lに対する好中球＝Nの割合）についていえば、N／L比が高いとがんが暴れ出し、N／L比が低いとがんがおとなしくなります。後者の場合、好中球が7000から2500などへと減少していく一方、リンパ球が600から1500などへと増加していきます。

さらに、尿pHも酸性からアルカリ性にシフトした後、常にアルカリ性に維持されるようになっていきます。ちなみに、劇的寛解を得た患者さんの場合、尿pH値はおおむね8以上（アルカリ性。中性値は7）に保たれています。

以上の事実からも、アルカリ化食がいかにがんをおとなしくさせるか、おわかりいただけるのではないでしょうか。

もちろん、これは「緊急食」に限った話ではなく、本書で紹介した「治療食」や「長寿食」でも、度合いこそ違いますが、同様の変化が起こってきます。がんや、いわゆる生活習慣病を予防、抑制するという意味でも、ぜひ「和田屋のごはん」を日々の食事に取り入れてみてください。

【著者略歴】
和田洋巳（わだ・ひろみ）
1943年大阪府生まれ。医学博士。京都大学名誉教授。京都大学医学部卒業後、京都大学胸部疾患研究所、京都大学再生医科学研究所を経て、京都大学大学院医学研究科器官外科（呼吸器外科）教授。2007年、京都大学を退官。2011年に「からすま和田クリニック」を開設し、現在同院長。著書に『がんとエントロピー「からだ力」で立ち向かう』(NTT出版)、『がんに負けないからだをつくる』（春秋社)、『がんに負けないからだをつくる和田屋のごはん』『がんに負けないこころとからだのつくりかた』『がんとは何か？ その本質はNHE1だ！』『改訂 がんとエントロピー「体質改善」で立ち向かう』（WIKOM研究所）など。

がんを生《い》き抜《ぬ》く最強《さいきょう》ごはん

第1刷　2019年3月30日
第6刷　2025年2月28日

著者　和田洋巳《わだひろみ》

編集協力　森　省歩
レシピ監修　樫　幸
装丁　渡邊民人（TYPEFACE）
本文デザイン　谷関笑子（TYPEFACE）

発行人　山本修司
発行所　毎日新聞出版
〒102-0074
東京都千代田区九段南1-6-17　千代田会館5階
電話　営業本部　03-6265-6941
図書編集部　03-6265-6745
印刷・製本　光邦

ISBN978-4-620-32559-0